FUJITA'S TEXT 2

ロボット支援下幽門側胃切除D1+

―セットアップの基本から
実際の手術手技のコツまで―

監修

宇山一朗

編著

柴崎　晋
須田康一
菊地健司
中内雅也

金原出版株式会社

序　文

　2008年7月に，親交がありロボット手術の世界的第一人者であるYonsei大学のHyung先生によるロボット支援下胃切除のライブサージェリーを生で見る機会に恵まれました。ロボットによる繊細かつ安定した手術手技を目の当たりにし大きな感銘をうけるとともに，ロボット手術時代の到来を，強く確信いたしました。なんとしても日本で導入したいと感じ，da Vinci Surgical System Sを個人輸入したのが2008年12月1日でした。関西国際空港まで迎えにいき，対面したときの感動は今も鮮明に覚えております。その当時はまだ薬事法の承認もされていなかったため，院内での倫理委員会を含めた諸手続はもちろん，患者さんに対してもリスク等も含めた説明を十分に行い，同意が得られた後，2009年1月14日に第1例目のロボット支援下幽門側胃切除を施行いたしました。その時は398分もかかってしまいましたが，合併症はなく術後11日で退院いたしました。しばらくは手探り状態ではあったものの，医局員と連日連夜議論を交わしながら症例を重ねていくうちに，「軸理論」「画面四分割法」「ダブルバイポーラー法」など，ロボットの性能を十二分に発揮できる基本セットアップのコンセプトが次々と確立していき，またSからSi，Xiへとda Vinciの改良に伴ってロボット自体の性能が大きく向上したことも相まって，ロボット支援下胃切除は発展し徐々に日本国内にも広がっていきました。そして2014年10月にはcStage I/II胃癌を対象としたロボット支援胃切除術の安全性，有効性，経済性に関する多施設共同前向き単群臨床試験が先進医療B「内視鏡下手術用ロボットを用いた腹腔鏡下胃切除術」として承認され，多数の先生方にご協力・ご尽力頂き，2017年1月に無事終了いたしました。この臨床試験の結果ロボット支援下胃切除の優越性が証明され，2018年4月にはロボット支援下胃切除術が，条件付きではあるもののついに保険適応となりました。小生がライフワークとして取り組んできて，個人輸入をしてから10年の月日を経てこのような形となりましたことは感慨深いものがあります。しかし，これはロボット手術時代の到来，という観点からはスタート地点に立ったにすぎず，これからの更なる発展・普及に努めてまいりたい所存です。

　この度，「FUJITA'S TEXT 2：ロボット支援下幽門側胃切除D1+ —セットアップの基本から実際の手術手技のコツまで—」を上梓する運びとなりました。前作の「FUJITA'S TEXT 1：腹腔鏡下幽門側胃切除—outermost layerに基づくこだわりの手術—」では当科で確立したoutermost layerに基づいた郭清手技，ならびに体腔内吻合について，イラストを用いて解説してきました。今回はその手術手技コンセプトを基本とし，手術手順，場の展開方法，さらにはロボット特有の操作やその細かいコツ等において，豊富な静止画ならびにそれに対応する動画を用いて余すところなく盛り込んでおり，手前みそではありますが充実した内容に仕上がっていると自負しております。我々が長年をかけて取り組み確立してきたロボット支援下胃切除のノウハウを，本書を通じて理解し，吸収して頂くことを切に望んでおります。さらには，本書が，次世代を担う先生方にとってまだまだ課題の多いロボット手術の更なる発展の足がかりの一助となることを期待しています。最後に，本書の作成にあたり，激務の中執筆してくれた現医局員，元医局員の先生方，内視鏡手術

手技確立・向上のため長年ともに切磋琢磨してきた多くの先生方，そして企画・校正などで大変お世話になりました金原出版株式会社の森崇氏，片山晴一氏，宮﨑麻衣氏に深謝いたします。

2019年10月吉日

藤田医科大学　総合消化器外科　主任教授

宇山　一朗

執筆者・協力者 一覧

藤田医科大学 総合消化器外科
 宇山　一朗
 稲葉　一樹
 須田　康一
 菊地　健司
 柴崎　晋
 中内　雅也
 中村　謙一
 梅木　祐介
 後藤　愛
 天野さやか
 松尾　一勲
 鶴　安浩
 鈴木　和光
 藤田　正博

石川県立中央病院 消化器外科
 角谷　慎一

川崎市立井田病院 外科・消化器外科
 中村　哲也

聖隷浜松病院 上部消化管外科
 戸松　真琴

Contents

略語表 ······ x

Web動画のご案内 ······ xi

第1章　RDG：robotic distal gastrectomy（ロボット支援下幽門側胃切除）に必要な器具　1

1-1　器具 ······ 2

1. 用具一覧 ······ 2
2. ポート ······ 3
3. 右手の基本 ······ 4
4. 左手 ······ 5
5. 右手（エネルギーデバイスなど）······ 6
6. 右手（持針器）······ 7
7. クリップ ······ 8
8. ステープラー（EndoWrist stapler 45）······ 9
9. ステープラー（SureForm 60）······ 10
10. その他 ······ 11

第2章　RDGのセットアップ　13

2-1　DVSS（da Vinci Surgical System）-Siのセットアップ ······ 14

1. レイアウト ······ 14
2. DVSS-Siのセッティングのポイント ······ 15
3. One hand, four fingers theoryに基づいたポート配置 ······ 15
4. ポート配置の実際 ······ 16
5. da Vinciの軸理論（体腔外でのロボットアームの干渉予防）······ 17
6. da Vinciの軸理論に基づいたロールインの実際 ······ 18

2-2 DVSS-Xiのセットアップ ── 20

1. DVSS-XiのPatient cartの構造上の特徴 ── 20
2. レイアウト ── 21
3. Xiのセットアップ手順 ── 21
4. ポート配置 ── 22
5. Patient cartのロールイン ── 23
6. Target anatomyの設定 ── 23
7. Target anatomyの軸と2nd-armの軸合わせ ── 24
8. 各アームのとりつけ，セッティング ── 24
9. その他の干渉予防法1（画面4分割法）── 25
10. その他の干渉予防法2（関節の曲げる向きによる調整）── 26
11. 実際の手術風景 ── 26

2-3 エネルギーデバイス ── 27

1. エネルギーデバイスの選択 ── 27
2. Double bipolar methodの右手 ── 27
3. Double bipolar methodの左手 ── 29
4. Double bipolar methodのknacks ── 29

第3章　胃大弯側の郭清　31

3-1 #4sbリンパ節郭清 ── 32

1. 大網切離の展開 ── 32
2. 大網切離ならびに胃後壁と結腸間膜の生理的癒着剥離 ── 33
3. 左側大網切離時の展開 ── 34
4. LGEA/LGEVの切離 ── 35
5. 胃大弯壁沿いの郭清の展開 ── 36
6. 胃大弯壁沿いの郭清組織の剥離 ── 37

3-2 #6リンパ節郭清 ── 38

1. 右側大網の側切離 ── 38
2. 膵頭部下縁における横行結腸間膜の剥離授動操作の起点 ── 39
3. 横行結腸間膜の授動操作時の展開 ── 40
4. 膵前筋膜前面の層での剥離操作 ── 41
5. 膵前筋膜腹側の大網切離 ── 42
6. 膵頸部での膵上縁に沿った剥離 ── 43

- ⑦ デルタ地帯の展開ならびに同定 …………… 44
- ⑧ デルタ地帯でのRGEA右側のoutermost layerの同定 …………… 45
- ⑨ #6vリンパ節背側剥離と膵からの静脈枝処理 …………… 46
- ⑩ ASPDAとそのoutermost layerの同定 …………… 47
- ⑪ RGEV根部郭清 …………… 48
- ⑫ RGEV切離とASPDVに沿った#6vリンパ節外側縁の切離 …………… 49
- ⑬ RGEAの両側神経に沿った郭清 …………… 50
- ⑭ IPAの同定ならびに根部郭清 …………… 51
- ⑮ IPAの切離 …………… 52
- ⑯ RGEAの切離 …………… 53
- ⑰ 十二指腸球部大弯側の背側郭清 …………… 54
- ⑱ 十二指腸球部大弯側の腹側郭清 …………… 55
- ⑲ 十二指腸球部小弯側の背側郭清 …………… 56
- ⑳ 十二指腸球部小弯側の腹側郭清 …………… 57
- ㉑ 十二指腸球部の前後壁方向への展開 …………… 58
- ㉒ 十二指腸球部を前後壁方向に離断 …………… 59

第4章　胃小弯側の郭清　61

4-1　小網切離/処理 …………… 62

- ① GDA/PHAに沿った肝十二指腸間膜の漿膜切開 …………… 62
- ② 小網切離 …………… 63
- ③ 横隔膜脚に沿った後腹膜切離 …………… 64
- ④ 胃小弯側（#3aリンパ節）腹側郭清 …………… 65
- ⑤ 胃小弯側（#1リンパ節）腹側郭清 …………… 66

4-2　膵上縁左側郭清 …………… 67

- ① 胃のroll-upならびに膵転がし …………… 67
- ② 膵上縁に沿った漿膜切開 …………… 68
- ③ 膵上縁におけるoutermost layerの同定 …………… 69
- ④ LGA左側での内側アプローチ …………… 70
- ⑤ SPA/膵上縁での#9Lリンパ節外側切離 …………… 71
- ⑥ #9Lリンパ節郭清終了 …………… 72

4-3　膵上縁右側郭清 …………… 73

- ① CHAのoutermost layerに沿った剥離 …………… 73
- ② RGA根部（#5リンパ節）背側の剥離 …………… 74

- ③ RGA根部周囲の郭清 ………… 75
- ④ RGA切離 ………… 76
- ⑤ PHAのoutermost layerに沿った剥離 ………… 77
- ⑥ CHA/PHAの神経の牽引ならびに剥離 ………… 78
- ⑦ #12aと#5リンパ節の境界を離断 ………… 79
- ⑧ #8aリンパ節外側縁を切離 ………… 80
- ⑨ #9Rリンパ節頭側縁を切離 ………… 81

4-4 LGA周囲郭清 ………… 82

- ① LGA右側のoutermost layerの同定 ………… 82
- ② LGA右側における内側アプローチ ………… 83
- ③ LGV切離 ………… 84
- ④ #9Rリンパ節郭清時の神経転がし ………… 85
- ⑤ #9Rリンパ節背側の郭清 ………… 86
- ⑥ #9Rリンパ節背側縁の切離 ………… 87
- ⑦ LGA神経鞘の切離 ………… 88
- ⑧ LGAの切離 ………… 89

4-5 小弯側郭清／切離 ………… 90

- ① #1/#3aリンパ節背側郭清の展開 ………… 90
- ② #1/#3aリンパ節背側郭清 ………… 91
- ③ 胃切除予定部位のマーキング ………… 92
- ④ 胃幽門側2/3切除 ………… 93

第5章　再建　　95

5-1 Billroth-I（デルタ）法再建 ………… 96

- ① デルタチェックならびに胃大弯側断端での小孔作成 ………… 96
- ② 胃大弯側小孔の固定 ………… 97
- ③ 十二指腸後壁側断端での小孔作成 ………… 98
- ④ 十二指腸後壁側小孔の固定 ………… 99
- ⑤ 胃側へのステープラー挿入 ………… 100
- ⑥ ステープラー挿入状態で十二指腸側へ移動 ………… 101
- ⑦ 十二指腸側へのステープラー挿入ならびに1st-fire ………… 102
- ⑧ 共通孔の内腔確認ならびに仮閉鎖 ………… 103
- ⑨ ステープラーによる共通孔閉鎖 ………… 104
- ⑩ 吻合終了後 ………… 105

5-2 Billroth-II法再建 106

1. 十二指腸断端の埋没 106
2. 空腸側吻合予定部位のマーキング 107
3. 空腸腸間膜対側での小孔作成 108
4. 胃大弯側断端での小孔作成 109
5. 空腸小孔へのステープラー挿入 110
6. 胃小孔へのステープラー挿入 111
7. 1st-fire 112
8. 共通孔の内腔確認ならびに仮閉鎖 113
9. ステープラーによる共通孔閉鎖 114
10. 輸入脚吊り上げ 115

Index 117

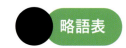 略語表

略語	英語	日本語
ALHA	accessory left hepatic artery	副左肝動脈
ARCV	accessory right colic vein	副右結腸静脈
ASPDA	anterior superior pancreatic duodenal artery	前上膵十二指腸動脈
ASPDV	anterior superior pancreatic duodenal vein	前上膵十二指腸静脈
CHA	common hepatic artery	総肝動脈
GCT	gastrocolic trunk	胃結腸静脈幹
GDA	gastroduodenal artery	胃十二指腸動脈
IPA	infrapyloric artery	幽門下動脈
IVC	inferior vena cava	下大静脈
LGA	left gastric artery	左胃動脈
LGEA	left gastroepiploic artery	左胃大網動脈
LGEV	left gastroepiploic vein	左胃大網静脈
LGV	left gastric vein	左胃静脈
LN	lymph node	リンパ節
MCA	middle colic artery	中結腸動脈
MCV	middle colic vein	中結腸静脈
PHA	proper hepatic artery	固有肝動脈
PV	portal vein	門脈
RDG	robotic distal gastrectomy	ロボット支援下幽門側胃切除
RGA	right gastric artery	右胃動脈
RGEA	right gastroepiploic artery	右胃大網動脈
RGEV	right gastroepiploic vein	右胃大網静脈
SGA	short gastric artery	短胃動脈
SPA	splenic artery	脾動脈

Web動画のご案内

- 本書の読者は各手技に対応する動画（音声なし）を閲覧いただけます。
- 各手技のページにあるQRコード*をお手持ちの携帯端末（スマートフォン，タブレット）で読み取ることにより，動画を閲覧できます（動画はデータが大きいため，Wi-Fi接続でのご利用をお勧めします）。
- QRコードの読み取りには各端末に対応したQRコード読み取りアプリが必要な場合があります。
- 動画は金原出版ホームページからも閲覧いただけます（パソコンでも可）。金原出版ホームページ内の「読者サポート」ページにアクセスのうえ，ログインしてください。ログインには以下のパスワードが必要です。

パスワード：knhr20402　（半角小文字）

ご注意

- 動画の無断複製・頒布，個人が本来の目的で再生する以外の使用を固く禁じます。
- 本サービスに関するサポートは行いません。再生によって生じたいかなる損害についても著者および当社は責任を負いません。また，本サービスは著者および当社の都合によりいつでも変更できるものとします。

*QRコードは株式会社デンソーウェーブの登録商標です。

第 1 章

RDG : robotic distal gastrectomy
（ロボット支援下幽門側胃切除）
に必要な器具

1-1 器具

1 用具一覧

用途	商品名 (Xiカタログ表記名)	通称	商品番号 Xi	商品番号 Si
ポート	8 mm cannula	8 mmポート	470002	420002
	5 mm - 8 mm Cannula seal	8 mmポートキャップ	470361	400077
	8 mm Blunt obturator	8 mmポート内筒	470008	420008
	8 mm Hasson cone	ハッサンコーン	470398	—
	12 mm & Stapler cannula (100 mm)	12 mmポート	470375	420375
	12 mm & Stapler cannula seal	12 mmポートキャップ	470380	410351
	12 mm & Stapler blunt obturator	12 mmポート内筒	470376	420376
	12 - 8 mm Reducer	12 mmポートリデューサー	470381	420377
右手(主)	Maryland bipolar forceps	メリーランド	470172	420172
右手(副)	Cadiere forceps	カディエール	470049	420049
左手	Fenestrated bipolar forceps	フェネストレイテッド	470205	420205
	Long bipolar grasper	ロングバイポーラー	470400	—
剪刀/ エネルギーデバイス	Monopolar curved scissors	カーブドシザーズ	470179	420179
	Vessel sealer	ベッセルシーラー	480322	410322
	Vessel sealer extend	ベッセルシーラー	480422	—
	Suction irrigator	サクションイリゲーション	480299	410299
持針器	Large needle driver	ニードルドライバー	470006	420006
	Large SutureCut needle driver	スーチャーカット	470296	420296
クリップ	Small clip applier	Sクリップ	470401	420003
	Medium-Large clip applier	MLクリップ	470327	420327
	Large clip applier	Lクリップ	470230	420230
ステープラー	SureForm 60		480460	—
	EndoWrist stapler 45		470298	410298
	Stapler motor pack	ステープラー モーターパック (Siのみ)	—	372300
その他 (使用頻度は低い)	Permanent cautery hook	モノポーラフック	470183	420183
	Potts scissors	ポッツシザーズ	470001	420001
	Atrial retractor short right	アトリアルリトラクタ	470246	420246
	Black diamond micro forceps	マイクロフォーセプス	470033	420033
	DeBakey forceps	ディベーキーフォーセプス	470036	420036

2 ポート

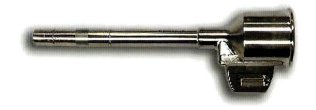

a. Xi: 8 mm cannula

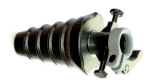

b. Xi: 8 mm Hassan cone

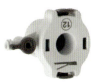

c. Xi: 5 mm - 8 mm Cannula seal

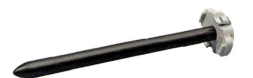

d. Xi: 12 mm & Stapler blunt obturator

図1-1-1 8 mmポート（Xi）

Xiでは主に8 mmポートを使用。カメラポートはHassan coneをつけて使用する。
Siではカメラポートに12 mmバルーン付トロッカー（Kii Balloon Blunt Tip System, 12×100 mm, Applied Medical Resources Corporation）を使用し，その他専用の8 mmポートを使用する。

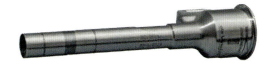

a. Xi: 12 mm Cannula

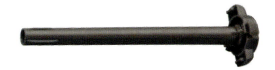

b. Xi: 12 - 8 mm Reducer

図1-1-2 12 mmポート（Xi）

Xiでは，EndoWrist staplerを使用する際は専用の12 mmポートが必要となる。
ステープラー以外のinstrumentを使用する際は，リデューサーをつけて使用する。

3 右手の基本

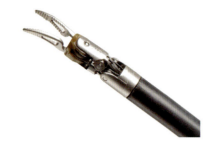

図1-1-3 Xi: Maryland bipolar forceps（3rd-arm）

基本型。バイポーラーをつけて使用する。組織の切離（bipolar-cut）だけでなく，剥離操作や組織の把持もでき，汎用性が非常に高い。

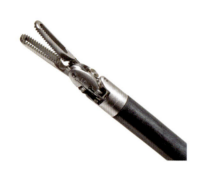

図1-1-4 Xi: Cadiere forceps（4th-arm）

右手の補助（Xiの4th-arm）として使用。組織愛護的な把持が可能。

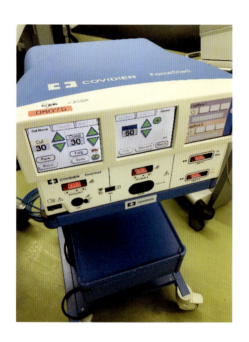

図1-1-5 右手バイポーラーの設定（ForceTriad™ エネルギープラットフォーム）

ForceTriadのバイポーラー「Macro」モード，60Wで使用する。組織抵抗値に関わらず設定した出力（W）を維持するように設計されている（出力維持型）のが特徴。組織抵抗が高ければ高いほど，電圧を高める。バイポーラーなので周囲への熱拡散が少ないのも特徴。
Xi-P8システムでは外付けフットペダルは不要となり，コンソール内のフットペダルでの使用が可能となった。

4 左手

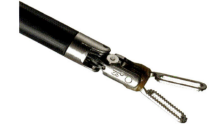

図1-1-6 Xi: Fenestrated bipolar forceps（1st-arm）

組織愛護性が高く，把持力も強いため，汎用性が高い。鉗子が開く角度は45°である。比較的広い範囲での止血も可能。

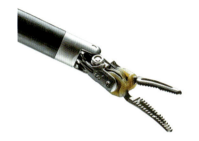

図1-1-7 Xi: Long bipolar grasper（1st-arm）

より繊細な把持ができ，時には左手での剝離操作も可能となるが，接触面積が小さいため，止血力はFenestrated bipolar forcepsに比べて劣る。また，鉗子が開く角度が70°であり，開きすぎに注意を要する。

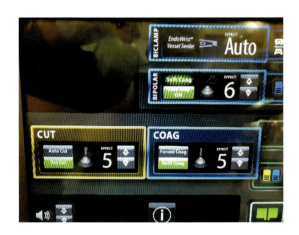

図1-1-8 1st-armの出力設定（Effect 6）

設定は，Vision cartに接続してバイポーラーソフト凝固モードの「Effect 6」で使用する。

5 右手（エネルギーデバイスなど）

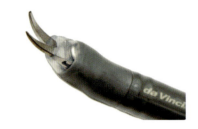

図1-1-9 Xi: Monopolar curved scissors

糸や血管・組織などを切離する際に使用。また，モノポーラー電気メスとして使用することも可能。最近はコストの観点から当科では使用を控えている。

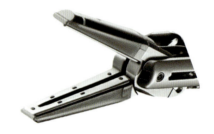

図1-1-10 Xi: Vessel sealer extend

厚みがあり操作性にやや難点があるが，組織をシールする力が強く，先端ギリギリでもシール可能である。

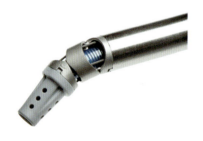

図1-1-11 Xi: Suction irrigator

先端の穴1列を残してペンローズドレーン4号（4 mm）を6 mmの長さに切ってカバーをかけて使用する。体腔内への脱落予防のため，3-0 PROLENE®（SH-1，22 mm）の針の弯曲が固定に最適である。

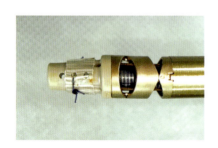

図1-1-12 ペンローズドレーンにてカバーした状態

6 右手（持針器）

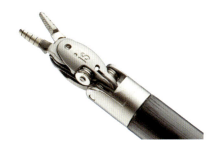

図1-1-13 Xi: Large SutureCut needle driver

いわゆる持針器。根元がはさみになっており，糸を切ることができる。連続縫合で使用する際には根元で糸を把持してしまうと糸が切れるので注意が必要。

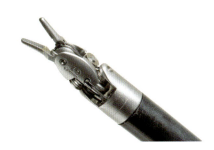

図1-1-14 Xi: Large needle driver

はさみがついていないため，糸が切れる心配はない。

補足

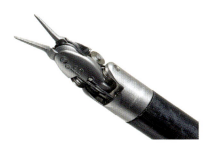

図1-1-15 Xi: Black diamond micro forceps

5-0や6-0など，細い針糸の縫合に使用する。胃切除で使用することはほとんどない。

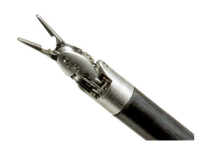

図1-1-16 Xi: DeBakey forceps

血管吻合などの際に血管などを把持する鉗子。胃切除では使用することはほとんどない。

7 クリップ

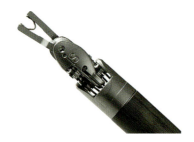

a. Xi: Sクリップ

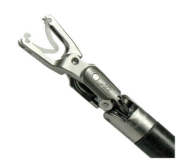

b. Xi: MLクリップ

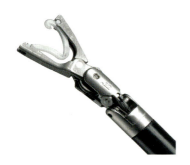

c. Xi: Lクリップ

図1-1-17 クリップ

クリップをセットした後，マスタースレーブの間に人差し指を挟んでから動かすとミスファイアを防止できる。Lクリップは少し閉じた状態で挿入するとポートに引っかかることなくスムーズに入れることができる。

8 ステープラー（EndoWrist stapler 45）

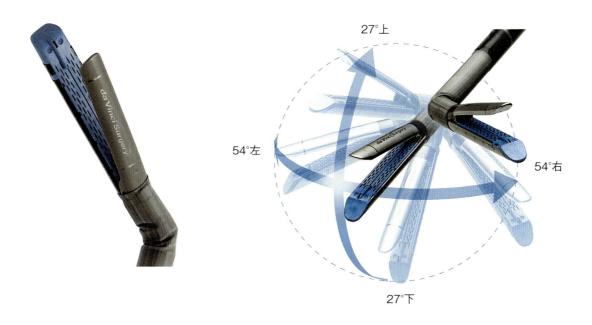

リロード		品番	ステープル高 （形成前）	ステープル高 （形成後）	ステープル ラインの列数
	ホワイト	48645W	2.5 mm	1.0 mm	6
	ブルー	48645B	3.5 mm	1.5 mm	6
	グリーン	48445G	4.3 mm	2.0 mm	4

図1-1-18 EndoWrist stapler 45
全方向に屈曲し，108°の横方向可動域および54°の上下方向への可動域を持つ。

9 ステープラー (SureForm 60)

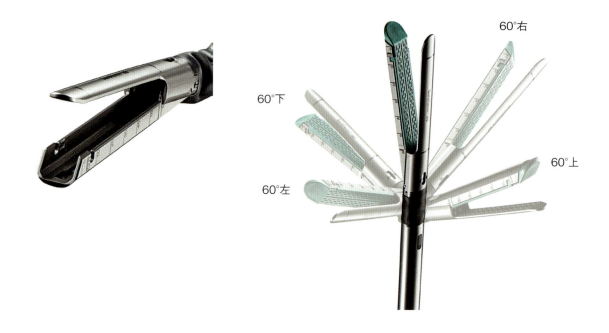

製品名	縫合長	品番	カラー	ステープル高（形成前）	ステープル高（形成後）	ステープルラインの列数
SureForm™ 60 ホワイトリロード	60mm	48360W	○ ホワイト	2.5 mm	1.0 mm	6
SureForm™ 60 ブルーリロード		48360B	● ブルー	3.5 mm	1.5 mm	6
SureForm™ 60 グリーンリロード		48360G	● グリーン	4.3 mm	2.0 mm	6
SureForm™ 60 ブラックリロード		48360T	● ブラック	4.6 mm	2.3 mm	6

図1-1-19 SureForm 60

上下左右に最大60°に屈曲し，120°の円錐状の可動域を有する関節機能を持つ。Smart clump機能も有している。

10 その他

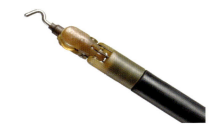

図 1-1-20 Xi: Permanent cautery hook

フック電気メスで切離したいときに使用する。

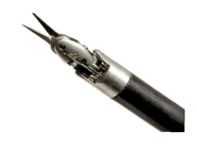

図 1-1-21 Xi: Potts scissors

神経周囲や繊細な組織を切離する際に使用する。非常に鋭利であり，挿入時には他臓器損傷に注意する必要がある。

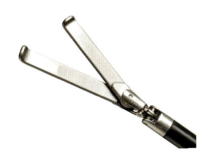

図 1-1-22 Xi: Atrial retractor short right

経裂孔的操作において，心臓を圧排する際に4th-armで使用する。

第 2 章
RDGのセットアップ

2-1 DVSS（da Vinci Surgical System）-Siのセットアップ

1 レイアウト

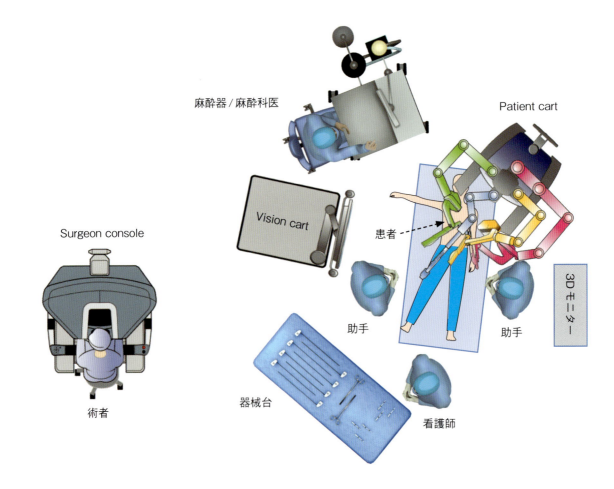

図2-1-2　DVSS-Siのレイアウト

《体位のポイント》
- 顔面保護器を使うこと。
- 2nd-armと患者右手が干渉しやすいので，右手は開いておく。
- 3rd-armは腹側に挙上する操作が多く患者左足と干渉しやすいため，患者左足はなるべく開かない。
- 膵上縁などを見下ろす際にカメラがかなり背側方向まで下がってくるため，患者右足を開き半側開脚位とするとよい。

2 DVSS-Siのセッティングのポイント

Siを使用して快適に手術を行えるかどうかは，干渉を起こさないセッティングができるかどうかにかかっている。そのためには，下記2点に十分に留意する必要がある。

1. 十分なポート間距離（one hand, four fingers theory）とそれぞれのアーム間距離（肘の部分）を拳1個分離す。
2. da Vinci軸理論による右側作業限界面の設定。

3 One hand, four fingers theoryに基づいたポート配置

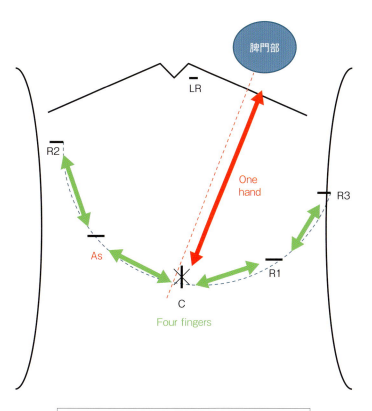

R1: 1st-arm, R2: 2nd-arm, R3: 3rd-arm,
As: 助手用ポート，C: カメラ，LR: liver retractor

＊カメラポートはバルーン付12 mmポート（ロング）

図2-1-2 One hand, four fingers theoryに基づくポート配置

- 対象臓器とカメラとは手のひら1個分。（One hand）
- 隣り合うポート間は4横指以上離す。（Four fingers）
- 肋骨弓よりも2横指以上離す。
- 上前腸骨棘よりも2横指以上離す。
- ポート挿入時は，カテラン針で穿刺して位置を確認してから決める。
- C→R2→As→R3→R1の順に挿入する。

4 ポート配置の実際

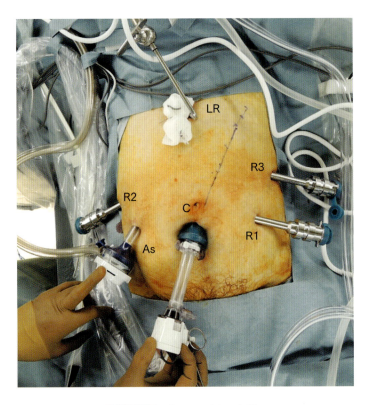

図2-1-3 ポート配置の実際
- AsはCとR2の中点もしくはその1横指尾側。
- R1はCとR3の中点もしくはその1横指尾側。

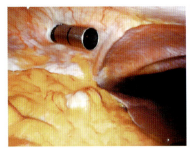

図2-1-4 R2
- 胆嚢より2〜3横指尾側に離す。
- 上前腸骨棘より2横指以上頭側にする。
- 結腸から1横指以上腹側にする。

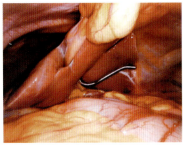

図2-1-5 肝の圧排（LR）

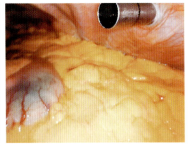

図2-1-6 R3
- 左肋弓より2〜3横指以上尾側にする。
- 胃大弯側の頂部付近を目安にする。
- 上前腸骨棘より2横指以上頭側にする。
- 結腸から1横指以上腹側にする。

5 da Vinciの軸理論 （体腔外でのロボットアームの干渉予防）

詳細は下記文献を参照。

Suda K, et al. Surg Endosc. 2015 Mar; 29(3): 673–85.

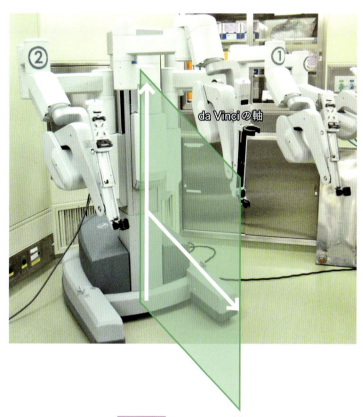

図2-1-7 da Vinciの軸

・Patient cartの支柱に対する矢状面を「da Vinciの軸」と定義し，ロールインの際に支柱を正面視する基準としている。

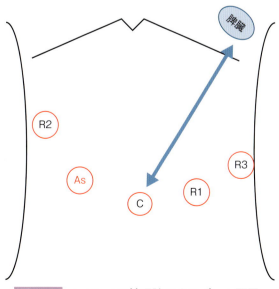

図2-1-8 da Vinciの軸理論によるポート配置

・「da Vinciの軸」は，作業野右側限界とし，胃切除の際は脾下極に設定している。

2-1 DVSS(da Vinci Surgical System)-Siのセットアップ

6 da Vinciの軸理論に基づいたロールインの実際

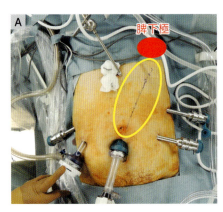
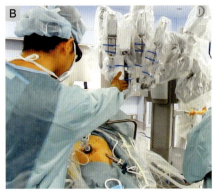
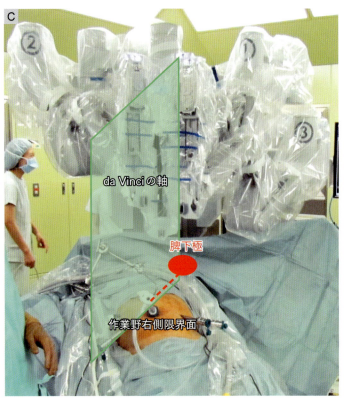

図2-1-9 da Vinciの軸理論に基づいたロールイン

A：カメラポートと脾下極を結ぶラインを作業野右側限界面に設定する。
B：作業野右側限界面に「da Vinciの軸」を合わせてロールインしている様子。
C：ロールイン後。

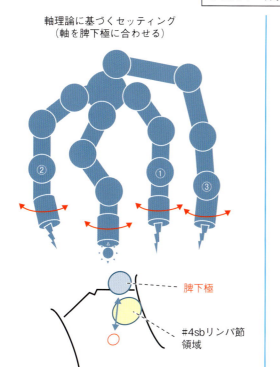

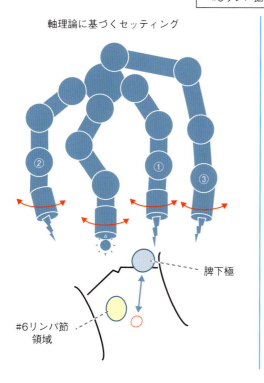
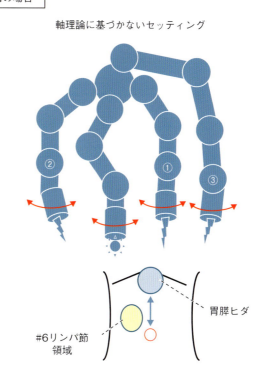

図2-1-10 軸理論に基づいたセッティングと基づかないセッティング

- 軸理論に基づかないセッティング（軸を胃膵ヒダに合わせたセッティング）を行うと，軸よりも右側の#4sbリンパ節郭清時には，カメラ，1st-arm，3rd-armの間隔が狭くなり，かつ患者左側に向かって動くため，干渉しやすい。軸理論に基づくセッティングを行うとそれぞれのアームの間隔が広くなり，干渉が起こりにくくなる。
- #6リンパ節郭清は，基本的にはどのようなセッティングをしても干渉しにくい。しかし，症例によっては軸を脾の下極に合わせていると動きが不自然になったり，バイポーラーカッティングの切れが悪くなることがある。そのため，左上（約7°）に体位をとったり，症例によっては#4sbリンパ節郭清終了後に面倒ではあっても軸を少し膵上縁側に戻してドッキングし直すことで改善される。

2-2 DVSS-Xiのセットアップ

1 DVSS-XiのPatient cartの構造上の特徴

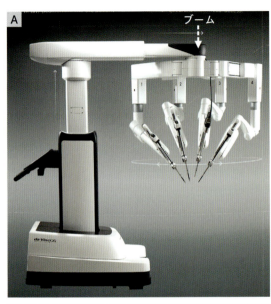
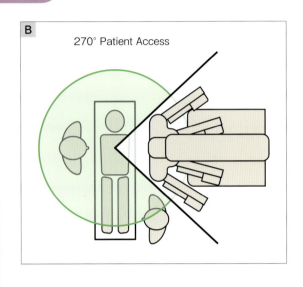
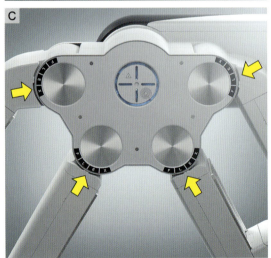
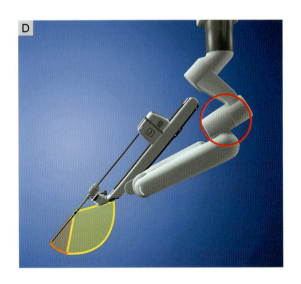

図2-2-1　DVSS-XiのPatient cart

A：DVSS-XiのPatient cartは，アームがスリム化され，天吊り式のブームという構造に支えられ，270°回転が可能である。

B：そのため，どの角度からでもロールインすることが可能である。また，新たにFlex jointとPatient clearance jointの機能が追加され，可動性が大幅に改善されている。

C：Flex joint（黄色矢印）は全体の可動域を左右に少しずらすことができる。

D：Patient clearance joint（赤丸）は鉗子の可動域を垂直方向にずらすことができ，アーム間の'肘'の部分の干渉解除にも有用である。DVSS-Xiのアーム先端の可動域は約150°であり，clearanceが一番上の状態の時の可動域が黄色の扇形で示す領域である。Clearanceを使用すると尾側に可動域がずれ，一番下に下げた状態では，赤色の扇形の示す領域（尾側方向に最大で約27°）にずれる。全体としてほぼ180°近くの可動域となり，これまで不得手とされていた尾側方向にも対応できるようになった。

2 レイアウト

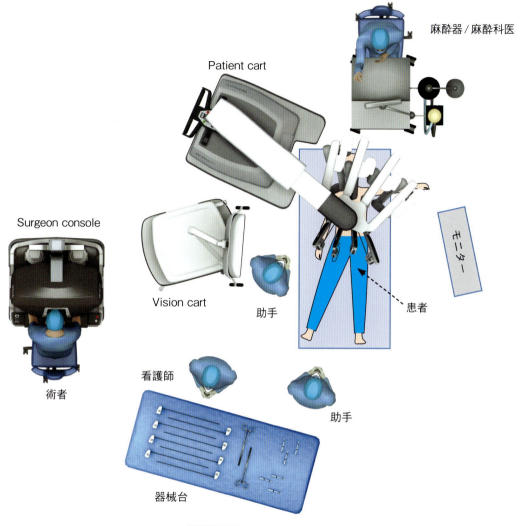

図2-2-2 DVSS-Xiのレイアウト

- Patient cartはどの方向からでも入ることが可能であるので，制限は少なくレイアウトに困ることは少ない。
- 体位は，Patient cartが入る逆側の手を開き，Si同様に右足を開き，左足は開かない。

3 Xiのセットアップ手順

1. ポート配置。
2. Patient cartのロールイン。
3. 2nd-armへカメラ挿入，Target anatomyの決定。
4. Target anatomyの軸と2nd-armの軸を合わせる。
5. 残りのアーム（1st-arm，3rd-arm，4th-arm）の装着。
6. ブームのアーム間距離は握り拳一個分。

4 ポート配置

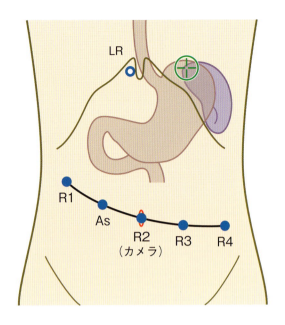

1：R1（8 mm）
2：R2（8 mm：カメラ）
3：R3（8 or 12 mm）
4：R4（8 mm）
As：助手用12 mm
LR：liver retractor

図2-2-3 Xiでのポート配置

典型的なポート配置（胃切除）。Xiでは直線的，あるいは緩い円弧状に挿入する。アシスタントポート（As）を含め各ポート間は3.5横指程度あければ問題ない。左の緑十字はXiでのTarget anatomy設定点。

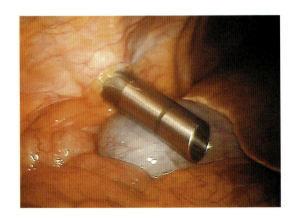

図2-2-4 R1ポート

Si同様に，肋骨弓と上前腸骨棘に注意する。

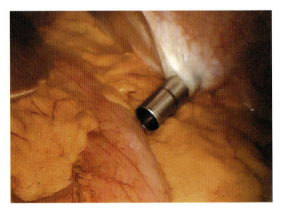

図2-2-5 R4ポート

Si同様に，R1→As→R4→R3の順にポートを挿入する。

5 Patient cartのロールイン

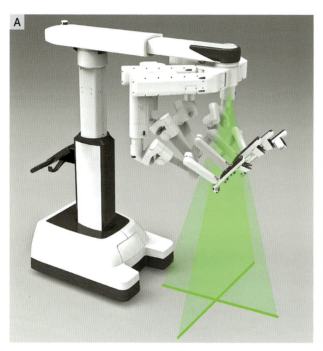
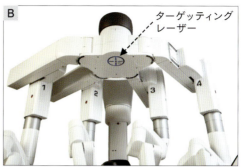
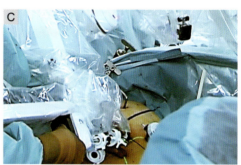

ターゲッティングレーザー

図2-2-6 Patient cartのロールイン

ブーム中央にとりつけられたターゲッティングレーザーよりレーザーが出て，最適な位置に配置できる。レーザー中心部をカメラポートに合わせる。

6 Target anatomyの設定

XiではSiよりも「da Vinciの軸」の向かって右側の可動域が広いため，脾下極よりも正中寄りに軸を合わせることが可能となる。軸≒Target anatomyである。

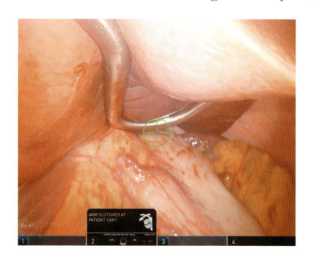

図2-2-7 Target anatomyの設定

Target anatomyを胃底部（噴門部左側）に合わせる（緑の十字マークを胃底部に合わせる）ことが多い。胃全摘や脾門部の操作がある場合には脾門部にする。

7 Target anatomyの軸と2nd-armの軸合わせ

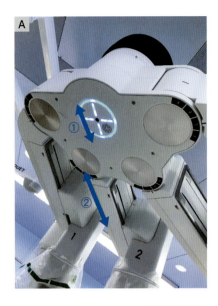
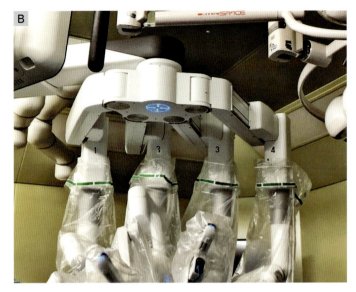

図2-2-8　Target anatomyの軸と2nd-armの軸合わせ
A：ターゲッティングレーザーが出る青色の十字線の縦方向と2nd-armの軸の向きを合わせる。①と②が平行になるようにFlex jointを合わせる。
B：正面視したところ。

8 各アームのとりつけ，セッティング

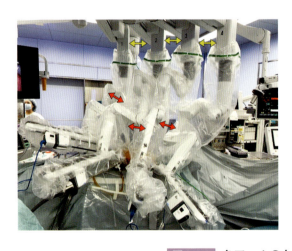
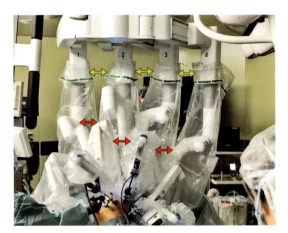

図2-2-9　各アームのとりつけとセッティング
理想的なセッティングは，各アーム間のFlex jointの間隔が拳1個分くらいの等間隔になること（黄色矢印）である。肘の部分の間隔もそれぞれ拳1個分くらいになるようにPatient clearance jointで調整する（赤矢印）。

9 その他の干渉予防法1（画面4分割法）

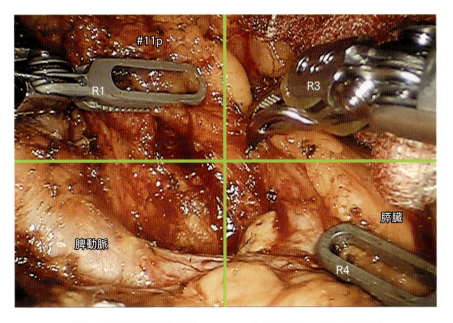

右上：R3（SiではR1）
右下：R4（SiではR3）
左上：R1（SiではR2）
左下：助手用

もしくは

右下：R3（SiではR1）
右上：R4（SiではR3）
左下：R1（SiではR2）
左上：助手用

図2-2-10　画面4分割法

「画面4分割法」（Xi/Si共通）とは，手術視野を上下左右に4分割し，3本のロボットアームと助手鉗子の操作範囲を分担することである．図のようなエリアで動かすようにすると体内でのアームの干渉は最小限となる．

10 その他の干渉予防法2（関節の曲げる向きによる調整）

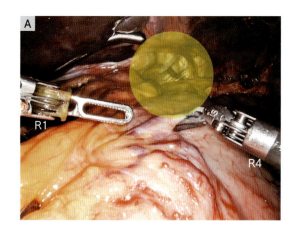 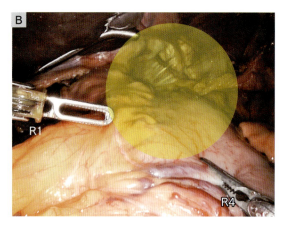

図2-2-11　関節の曲げる向きによる干渉予防

鉗子の関節の曲げ方を調整することでも干渉を防止できることがある。黄色の円がR3（術者右手）の可動域となる。R4は関節の曲がり方を（A）に示すように上向きのいわゆる山折り（「へ」の字）から（B）の下向き谷折り（逆「へ」の字）に変えることで隣り合うR3の可動域が広くなる。R4がR3よりも画面の上にある場合は逆に上向き山折りにし，「へ」の字の曲げ具合を大きくすることで手前のスペースが広くなる。

11 実際の手術風景

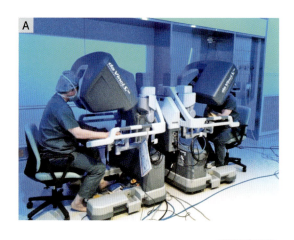 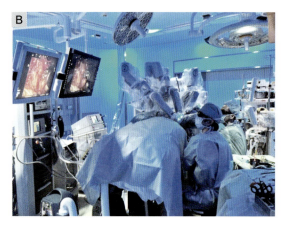

図2-2-12　実際の手術風景

Surgeon consoleで操作する術者（A）と術野で患者のそばで介助する助手（B）が離れており，スコープの視野以外の患者周囲の状況は共有できない。そのため，助手はささいなことでも患者の状況（鉗子のあたり具合や干渉の状況など）を密に術者に伝えることが重要となる。

2-3 エネルギーデバイス

1 エネルギーデバイスの選択

- DVSSのエネルギーデバイスには，モノポーラー，バイポーラー，Harmonic，Vessel sealerなどがある。
- それぞれ一長一短がある。
- 当科では，右手にも左手にもバイポーラーを使用する，Double bipolar methodで行っている。
- 一番のメリットは，関節機能が活かせることである。その他，電流や熱の放散が少ない，ミストが少ない，組織の把持や剥離も行えて鉗子交換が少なくて済む，などの利点もある。
- 欠点として，焦げ付きやすい，十分なテンションがないと組織が切れない，などがある。

2 Double bipolar methodの右手

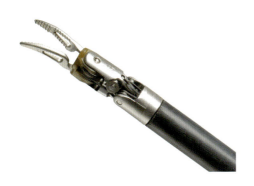

図2-3-1 Maryland bipolar forceps　　図2-3-2 ForceTriad™ エネルギープラットフォーム

- 右手はMaryland bipolar forcepsにForceTriadのバイポーラーを接続し，「macro mode 60W」に設定する。
- DVSS-Xiでは，P8システムで直接コンソールに接続することができ，Surgeon console内のフットペダルで出力することができる。
- DVSS-Siでは，別の専用フットペダルが必要となる。
- 右手で主に組織の剥離や切離を行う。

■ バイポーラーのスパークを利用して先端で組織を切離する。
　→ Sparking thin-bite cutting

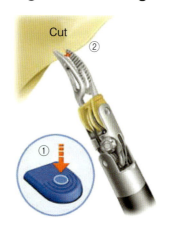
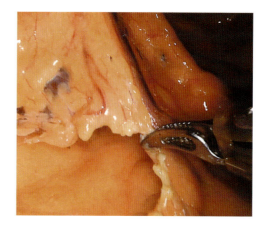

図2-3-3　Sparking thin-bite cutting

鉗子の先端の2点間のスパークを利用して切る。組織にしっかりと緊張をかけた状態で，フットペダルを踏んでから組織をはさむかはさまないかギリギリになると放電（スパーク）が生じ，その火花で組織が切れる。先端の1～2mmのみではさむのがよい。

■ バイポーラーの凝固機能を利用して，血管を前凝固することも可能である。
　→ Thick-bite coagulation

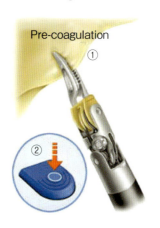
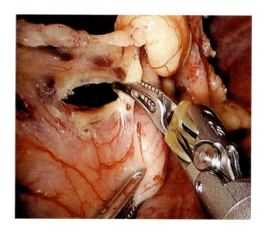

図2-3-4　Thick-bite coagulation

組織の緊張を緩め，ある程度多めに組織をはさんで「ギュッ」とつまんでからフットペダルを踏んで凝固する。うまくいった時は「タタミイワシ」のようになる。

3 Double bipolar methodの左手

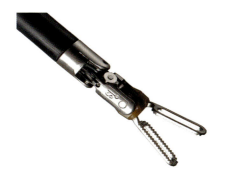
a. Fenestrated bipolar forceps

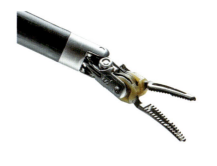
b. Long bipolar grasper

図2-3-5 左手で用いる器具

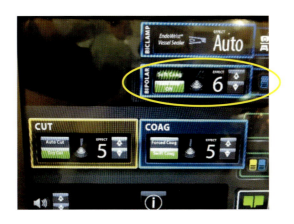

図2-3-6 出力設定

- 左手は，DVSSのVision cart本体のソフト凝固モード－「Effect 6」に設定し使用する。
- 主に細かい止血に対応する。
- 術者の好みにより，Fenestrated bipolar forcepsもしくはLong bipolar grasperを使用する。

4 Double bipolar methodのknacks

- あくまでもスパークで切るのであり，ちぎらない，ひねらない。
- しっかりとテンションをかけることが重要。

第 3 章

胃大弯側の郭清

図中の記号・矢印について

- ① 術者左手 − DVSS-Xi の 1st-arm（Si の場合は 2nd-arm）
- ③ 術者右手 − DVSS-Xi の 3rd-arm（Si の場合は 1st-arm）
- ④ 術者右手2 − DVSS-Xi の 4th-arm（Si の場合は 3rd-arm）
- As Assistant（助手）

緑矢印 ➡ ④（術者右手2）や As による展開の方向
赤矢印 ➡ ①（術者左手）による key-tension をかける方向
黄矢印 ➡ 主に神経や outermost layer
青破線 ⇢ 主に切離ライン

3-1 #4sbリンパ節の郭清

1 大網切離の展開

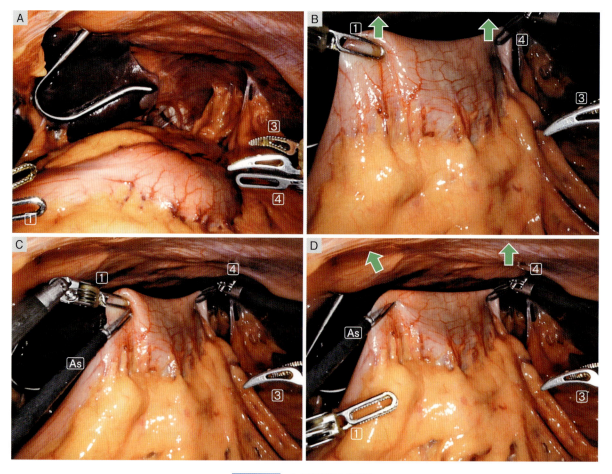

図3-1-1 大網切離の展開

基本セッティングとして，術者のメイン右手③はMaryland（バイポーラー），補助的右手④はCadiere，左手①はFenestrated（バイポーラー）を装着（A）。①と④で胃大弯側前壁の2点を持ち，腹側に挙上する（B）。①が持っている部分を助手（As）が持つ（C）。Asの鉗子は腹側かつ画面の11時方向に引き，その鉗子背側を通して①を中央にもってくる（D）。

④とAsをなるべく頭側にもっていくと，ワーキングスペースを十分に確保できる。また，④とAsで斜めに「はすにかまえた」ような術野を作ることが重要である。

2 大網切離ならびに胃後壁と結腸間膜の生理的癒着剥離

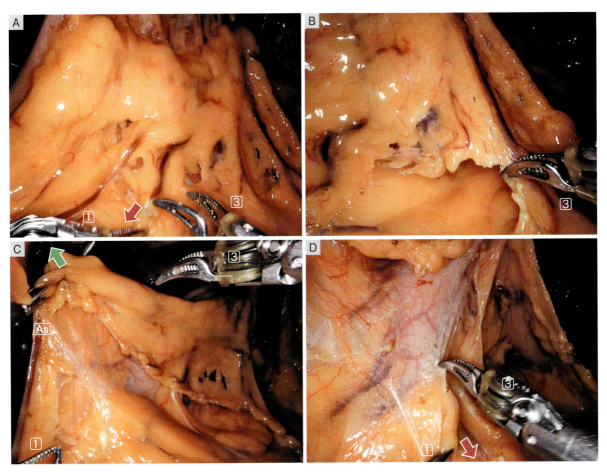

図3-1-2 大網切離ならびに胃後壁と結腸間膜の生理的癒着剥離

　①で大網を把持し，③（主にMarylandだが，HarmonicやVessel sealerでもよい）で切離していく（A）。太めの血管はFenestratedのソフト凝固モードのバイポーラーにて前凝固しておく。③で大網を左側に向かって切離していく（B）。右側方向にも切離を進め，Asは切離した大網の右側部を把持し直し腹側方向に引き上げる（C）。①で横行結腸間膜を背側手前方向に引き，横行結腸間膜と胃後壁の癒着を可及的に剥離していく（D）。

　術者左手①でテンションをかける際，Aでは時計回りへ回内させることでより適切なテンションが得られることがある。Dでは背側でなく足側（骨盤側）に引くことで剥離層がより鮮明になる。

3 左側大網切離時の展開

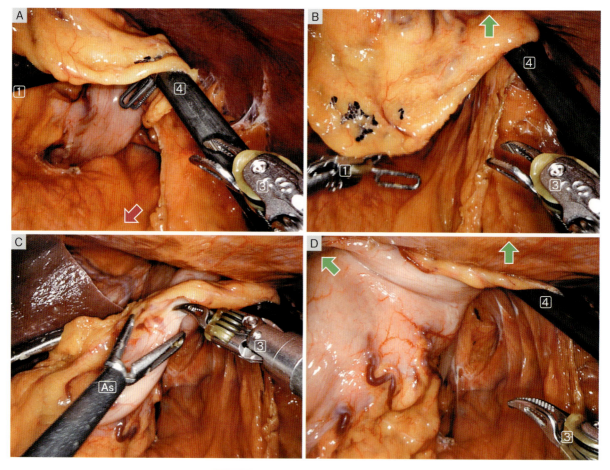

図3-1-3 左側大網切離時の展開

　ある程度胃後壁の生理的癒着が剥離できた後，①で胃後壁を把持する（A）。④のCadiereで手首を下に向けた状態で胃体上部後壁に押し当てて，腹側に挙上する（B）。③で胃体中部後壁を把持して手前に引き，同部をAsが把持する（C）。Asはいったん画面手前に引き，大網の垂れ込みを防いだ後に，腹側に挙上し，10時方向に牽引する（D）。

　④を画面右側に向けると③と④が干渉するため，④はなるべく正中に向けて押し込むとよい。

4 LGEA/LGEVの切離

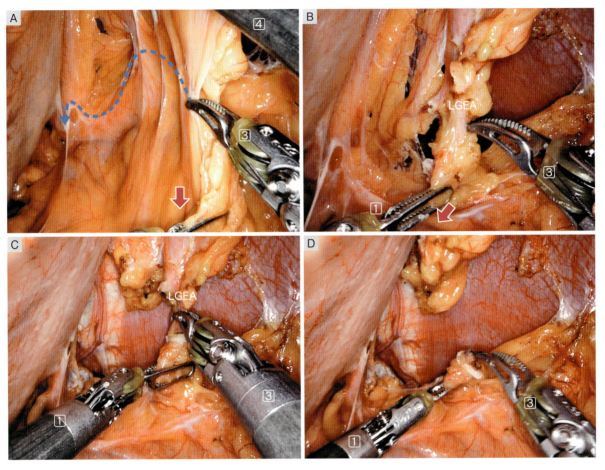

図3-1-4 LGEA/LGEVの切離

　横行結腸間膜と大網との間の生理的癒着部（青破線）を切離していく（A）。膵下縁より立ち上がるLGEAの走行を確認し，同部を含むpedicleを同定する（B）。大網枝を分岐した直後でLGEAをLGEVと一括でクリップし（C），切離する（D）。LGEAを切離した後にSGAの走行を見極め，それを温存するラインを#4sbリンパ節の郭清限界とし，同部に沿って胃後壁までの大網を切離する（D）。

　③の手首を左に向けて「く」の字にすることで③と④の干渉が防げる。

LGEA：左胃大網動脈　　LGEV：左胃大網静脈　　SGA：短胃動脈

5 胃大弯壁沿いの郭清の展開

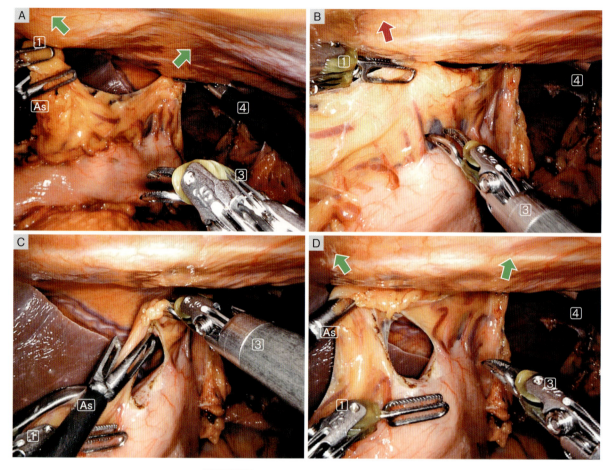

図3-1-5　胃大弯壁沿いの郭清の展開

④でLGEAの切除側切離断端付近の大網を把持し腹側に挙上する（A）。次いで①で手前の大網を把持し，分水嶺を確認した後，大網血管の分枝が垂直になるように①の把持部をAsが把持し腹側に挙上する（A）。①で大網を腹側に把持または胃後壁を把持して大網付着部に緊張をかけ，切離していく（B）。ある程度進んだらAsが近くの大網を把持し直し（C），しっかり緊張がかかるように展開し直す（D）。

大網の血管を焼く時はthick-bite coagulationをしっかり行う。すなわち，少し緊張を緩め，やや厚めに組織をしっかりとはさんでからフットスイッチを踏んで凝固する。出血しそうな場合は①で先に凝固しておく。

LGEA：左胃大網動脈

6 胃大弯壁沿いの郭清組織の剥離

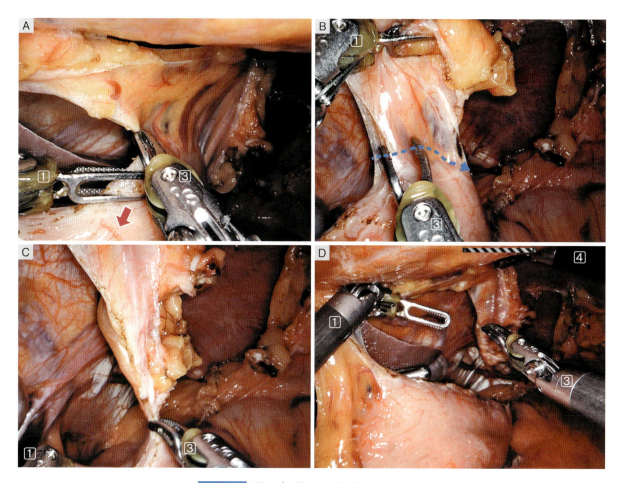

図3-1-6 胃大弯壁沿いの郭清組織の剥離

①で胃壁もしくは大網を把持し大網付着部にテンションがかかるように調整しながら（A），青破線のように大弯側胃壁に沿って脂肪織を切除していき（B），#4sbリンパ節の郭清を終了する（C，D）。

①，④，Asを適宜持ちかえて，しっかりと面で展開してテンションをかける。

3-2 #6リンパ節の郭清

1 右側大網の側切離

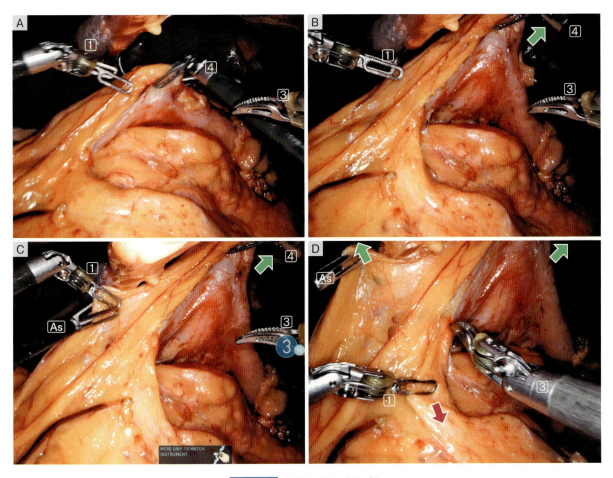

図3-2-1 右側大網の側切離

④で胃体下部の大網付着部もしくは胃大網動静脈を含むpedicleを把持し（A），画面1時方向に牽引する（B）。①で大網を把持し大網がマタドール状に展開できることを確認した後，同部をAsが把持し（C），腹側に牽引する（D）。①はAsの鉗子背側を通って中央に移動し，大網を尾側背側に牽引し，右側大網を切離していく（D）。

④は自分で思っている以上に引っ張れるので，腹腔鏡手術の時よりも2〜3割増しの力で牽引する。Dでは①はなるべく剝離可能層に対して垂直に引くことが重要である。

❷ 膵頭部下縁における横行結腸間膜の剥離授動操作の起点

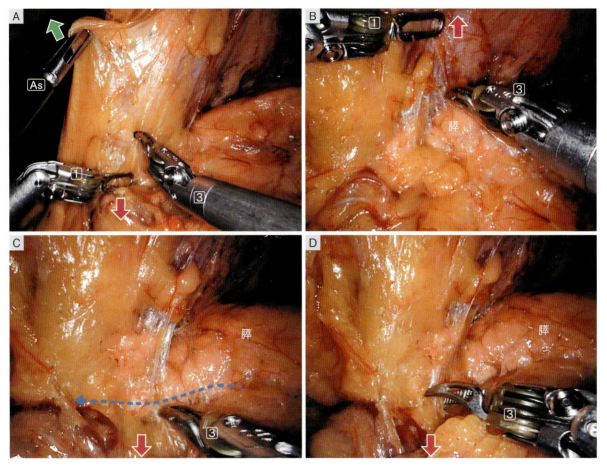

図3-2-2 膵頭部下縁における横行結腸間膜の剥離授動操作の起点

　大網を右側に向かい切離した後（A），①で胃前庭部を腹側に押し上げ，前庭部後壁と膵頭部との癒着を剥離する（B）。十分に剥離した後，①で結腸間膜を背側尾側に牽引し，膵下縁（青破線）を同定し（C），膵下縁に沿って右側に向かって切離していく（D）。

　①は背側でなく足側に向かって引くとよい。また，引っ張る力は，腹腔鏡手術と比較して2～3割増しくらいを意識する。④の把持している組織の周囲がたるんできたら，持ちかえはせずに引き直すだけでも十分にテンションをかけ直すことができる。

3 横行結腸間膜の授動操作時の展開

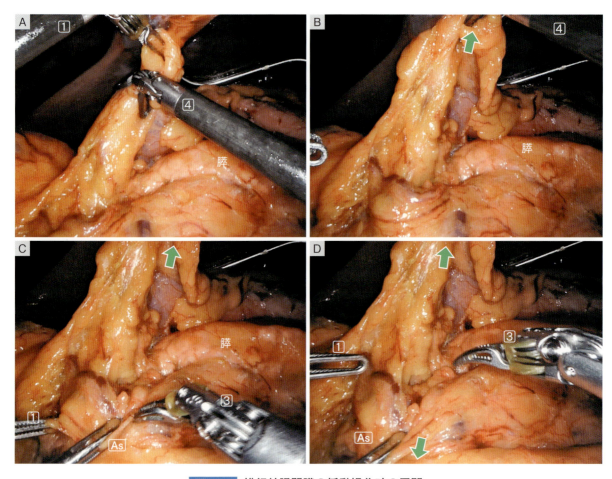

図3-2-3 横行結腸間膜の授動操作時の展開

④で把持していた胃大網動静脈を含むpedicleをより近い所で把持し直し（A），腹側に挙上する（B）。③と①で誘導しながら横行結腸間膜をAsが把持し（C），画面手前背側方向に牽引する（D）。この時のAsは強く引く必要はなく，軽くそえる程度でよい。術者の引きでテンションをコントロールする。

4 膵前筋膜前面の層での剥離操作

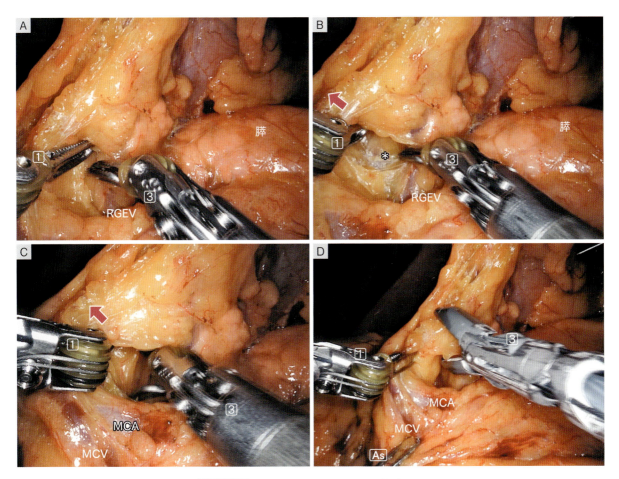

図3-2-4 膵前筋膜前面の層での剥離操作

　膵下縁よりGCT，RGEV，ARCVを同定し，これらをlandmarkとして（A）膵前筋膜前面の層（＊）を同定し（B），内側アプローチにて奥まで結腸間膜の剥離・授動操作を進める（C）。十分に剥離・授動を終えたら，Vessel sealerなどにて③で大網を切離する（D）。

　B〜Cにかけて結腸間膜授動操作の内側アプローチの際に，いい剥離層に入ると①と③でパドリングする要領で容易に鈍的剥離ができる。この時の剥離・授動の目安は十二指腸下行脚が見えるまで，とする。胆嚢方向に向かって剥離を進めるとよい。

ARCV：副右結腸静脈　　GCT：胃結腸静脈幹　　MCA：中結腸動脈　　MCV：中結腸静脈
RGEV：右胃大網静脈

参考文献
Shibasaki S, et al. Surg Endosc. 2018 Apr; 32(4): 2137–48.

5 膵前筋膜腹側の大網切離

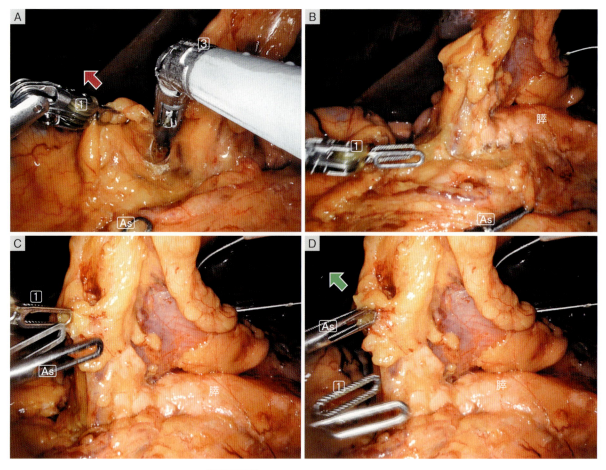

図3-2-5 膵前筋膜腹側の大網切離

③はVessel sealerを使用し大網切離（A）。結腸間膜授動操作の終了後（B）。④で把持しているpedicleを，より近くで持ち直して，垂直方向に牽引し直す。RGEV手前の脂肪織をAsが把持し（C），10時方向に牽引して膵頚部と脂肪織の境界部を見極める（D）。

腹腔鏡手術と同じで，授動操作と郭清操作の意識をしっかりと分ける。ここまでが授動操作であり，これより郭清操作に入る。

RGEV：右胃大網静脈

6 膵頸部での膵上縁に沿った剥離

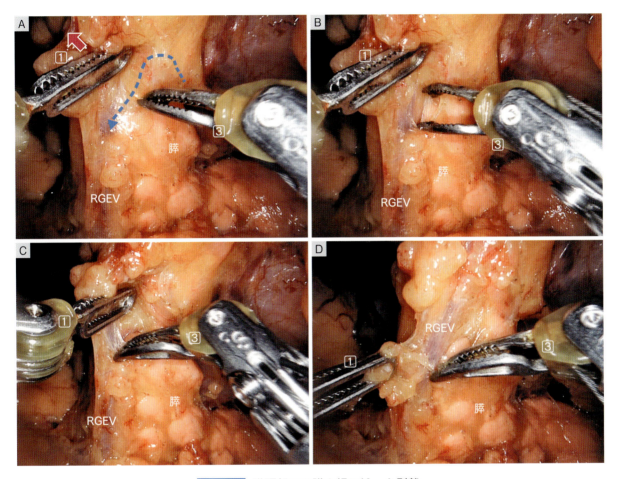

図3-2-6 膵頸部での膵上縁に沿った剥離

　膵頸部と脂肪織との境界部（青破線）を剥離していく（A-D）。膵頸部の凸凹に合わせてMarylandで剥離やバイポーラー切離をしていく。この時 As は手持ちぶさたになることも多い。

RGEV：右胃大網静脈

7 デルタ地帯の展開ならびに同定

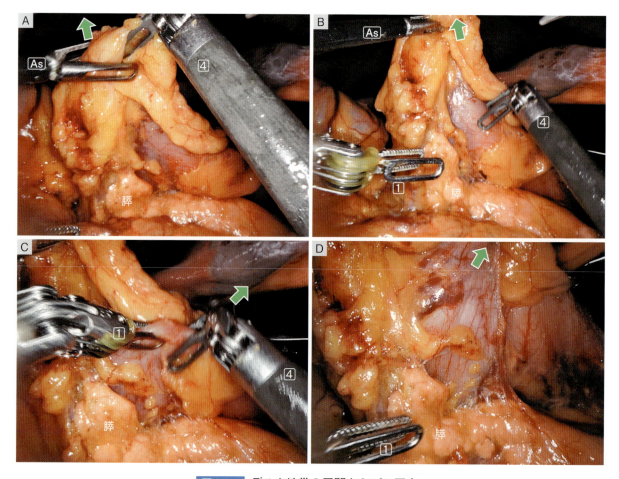

図3-2-7 デルタ地帯の展開ならびに同定

[As]がpedicleのより近位部を把持し直し（A），腹側に挙上する（B）。[4]で胃前庭部後壁を把持し（C），1時方向に牽引する（D）。

腹腔鏡手術と比較して[4]の展開が大きく出来るため，デルタ地帯の展開は比較的容易となる。

8 デルタ地帯でのRGEA右側のoutermost layerの同定

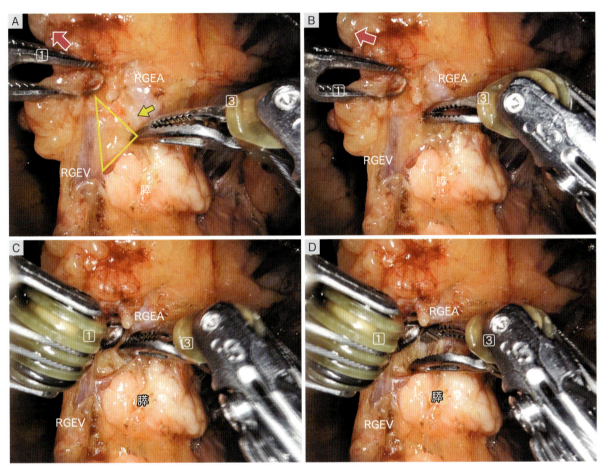

図3-2-8 デルタ地帯でのRGEA右側のoutermost layerの同定

　RGEVとRGEAと膵前面で形成される三角形である「デルタ地帯」（黄三角）ならびにRGEA右側神経（黄矢印）を同定し（A），RGEA右側神経の外側に沿って#6vリンパ節背側の郭清を開始する（B-D）。いわゆる幽門下リンパ節郭清の内側アプローチである。

　この操作はしっかりと拡大視して行うことが重要である。当科では，鉗子のヒンジが見えなくなる位まで近接して操作している。

RGEA：右胃大網動脈　　RGEV：右胃大網静脈

9 #6vリンパ節背側剥離と膵からの静脈枝処理

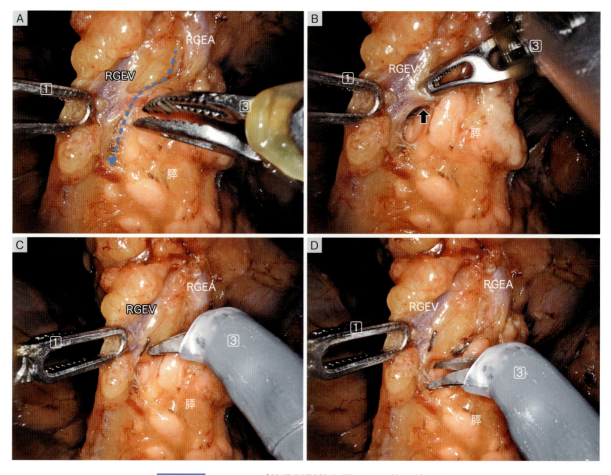

図3-2-9 #6vリンパ節背側剥離と膵からの静脈枝処理

　RGEA右側神経から膵頭部のoutermost layerに沿って，RGEV根部に向かって（青破線）郭清を進めていく（A）。RGEVに流入する膵からの静脈枝（黒矢印）を認めたら（B），必要に応じてクリップもしくは焼灼し（C）切離する（D）。

　膵からの静脈枝はバイポーラーでは焼き切れないで出血することも多いため，ある程度の太さであれば，SクリップやVessel sealerなどを使用する。

RGEA：右胃大網動脈　　RGEV：右胃大網静脈

10 ASPDAとそのoutermost layerの同定

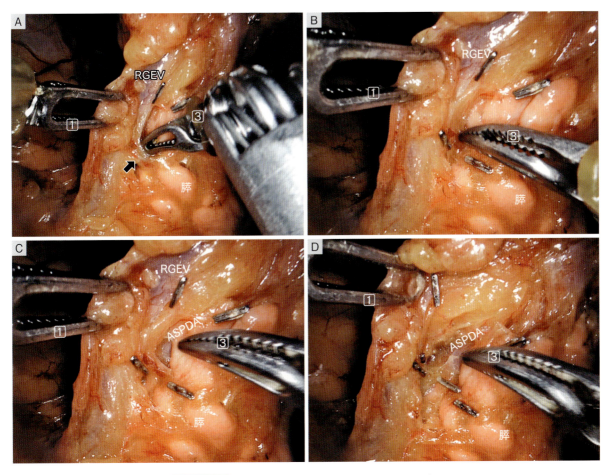

図3-2-10 ASPDAとそのoutermost layerの同定

さらに奥に進め（A），奥の膵枝（A：黒矢印）も処理していく（B）。ASPDAならびにその神経を認めたら（C），outermost layerに沿って剥離操作を広げていく（D）。

③の角度が非常によいため，症例によってはASPDAの背側に入ってしまうこともあるので，要注意である。

ASPDA：前上膵十二指腸動脈　　RGEV：右胃大網静脈

11 RGEV根部郭清

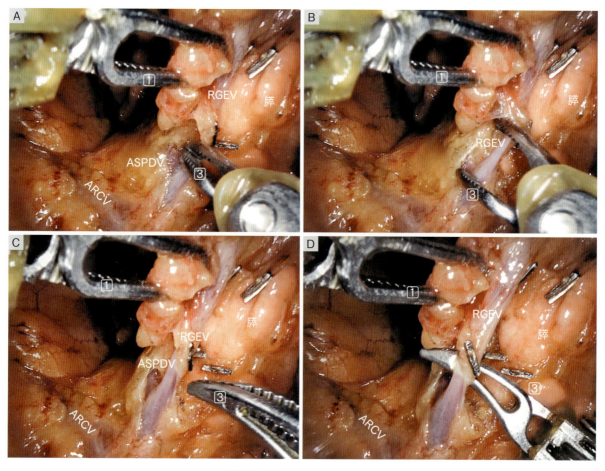

図3-2-11 RGEV根部郭清

　RGEVの前面より静脈周囲の剥離を行い（A，B），ASPDVの流入部を確認し（C），同部よりも末梢でencircleする（D）。

　血管壁に沿った剥離をすることで静脈のencircleは容易となる。

ARCV：副右結腸静脈　　ASPDV：前上膵十二指腸静脈　　RGEV：右胃大網静脈

12 RGEV切離とASPDVに沿った#6vリンパ節外側縁の切離

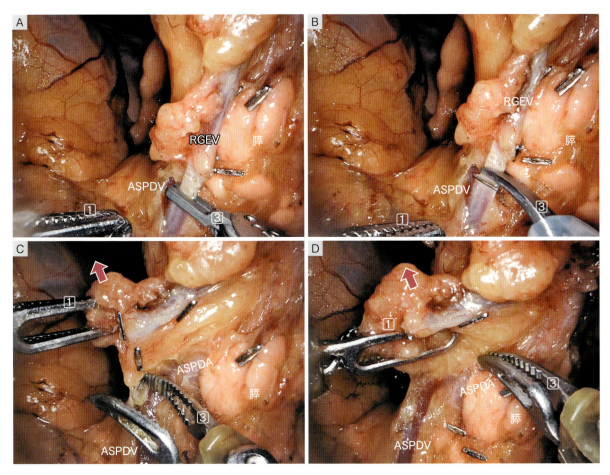

図3-2-12　RGEV切離とASPDVに沿った#6vリンパ節外側縁の切離

　RGEVをクリップし（A），切離する（B）。ASPDVの切除側断端付近の脂肪織を①で把持・挙上しASPDVに沿って切離し#6vリンパ節外側縁を決める（C）。内側アプローチにて先行処理していたASPDAのoutermost layerに沿った剥離層とつなげる（D）。

　RGEVはSクリップ，MLクリップ，Vessel sealerなどで大きさに応じて処理をする。クリップが次の郭清操作の妨げになりそうであれば結紮する。

ASPDA：前上膵十二指腸動脈　　ASPDV：前上膵十二指腸静脈　　RGEV：右胃大網静脈

13 RGEAの両側神経に沿った郭清

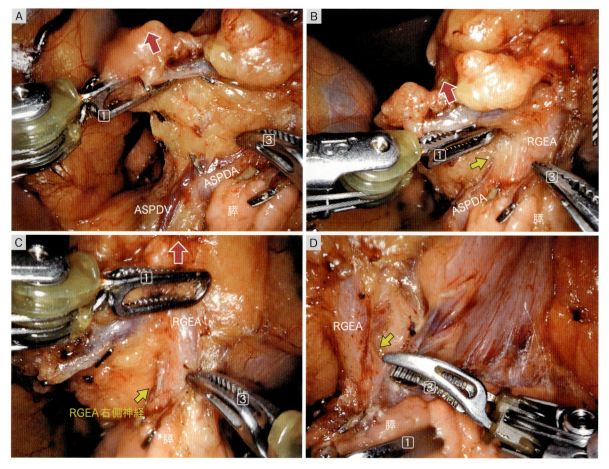

図3-2-13 RGEAの両側神経に沿った郭清

　#6a/#6iリンパ節郭清を行うため，ASPDAのoutermost layerに沿って中枢側（RGEA側）に向かい剥離操作を進め（A），RGEA右側神経（黄矢印）のoutermost layerの剥離層とつなげる（B）。RGEA左側に向かい剥離操作を進め（C），RGEA左側神経（黄矢印）ならびにoutermost layerを同定し，同部に沿って剥離操作を進めていく（D）。剥離操作部に十分なテンションがかかるように①で適宜調整する。

　ASPDA周囲には細かい血管が多く分枝しており，止血力の弱いバイポーラー切離では出血しやすい。血管と認識できる構造物を処理する場合にはクリップやVessel sealerを使用するのがよい。

ASPDA：前上膵十二指腸動脈　　ASPDV：前上膵十二指腸静脈　　RGEA：右胃大網動脈

14　IPAの同定ならびに根部郭清

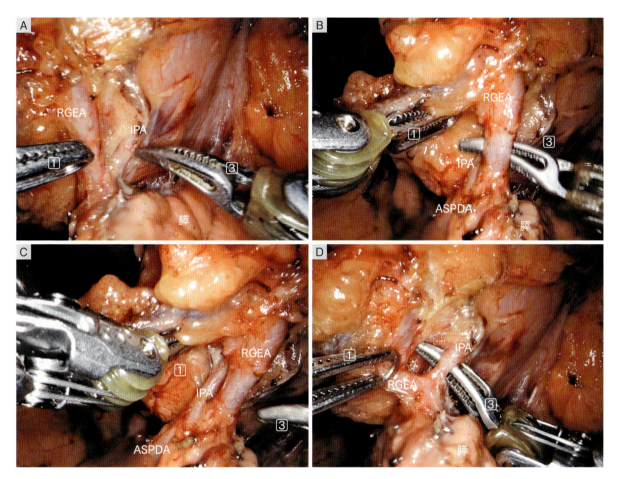

図3-2-14　IPAの同定ならびに根部郭清

　IPAを同定し（A），周囲をoutermost layerに沿って剝離する（B）。この時，RGEAとIPAの叉の脂肪織を取り残さないように郭清する（C）。その後，IPAをencircleする（D）。本症例ではASPDAから分枝していたが，GDAやRGEAから分枝する場合もあるため，走行を見極めることが重要である。

　RGEAの神経を早めに切離するとIPAとの叉の部分の郭清がしやすくなる。

ASPDA：前上膵十二指腸動脈　　ASPDV：前上膵十二指腸静脈　　GDA：胃十二指腸動脈
IPA：幽門下動脈　　RGEA：右胃大網動脈

15 IPAの切離

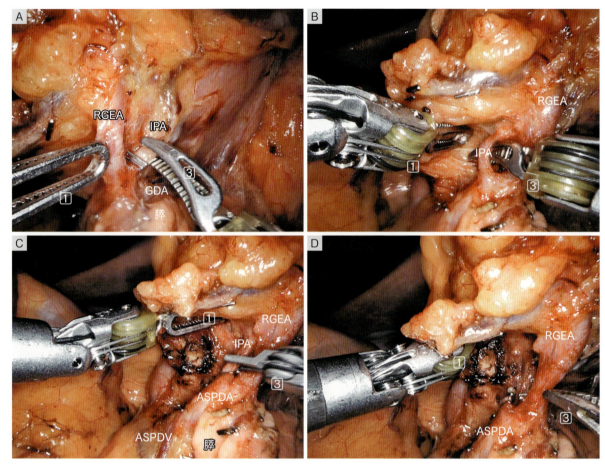

図3-2-15 IPAの切離

　IPAをクリップし切離する（**A**）。本症例ではIPAは2本存在しており（**B**），2本目のIPAもクリップし（**C**），切離する（**D**）。

　RGEAを先に処理するとクリップが邪魔になることがあるため，可能な場合はIPAを先に切離しておく。

ASPDA：前上膵十二指腸動脈　　ASPDV：前上膵十二指腸静脈　　GDA：胃十二指腸動脈
IPA：幽門下動脈　　RGEA：右胃大網動脈

16 RGEAの切離

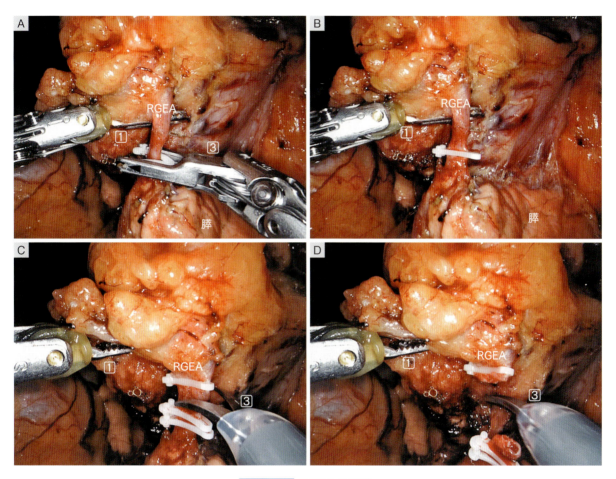

図3-2-16　RGEAの切離

　RGEAは周囲の神経鞘を切離し十分に頸を伸ばした後にクリップし（A，B），切離する（C，D）。

　ある程度の太さの血管は，二重クリップ，結紮＋クリップ，クリップ＋Vessel sealerなどの二重処理が望ましい。

RGEA：右胃大網動脈

17 十二指腸球部大弯側の背側郭清

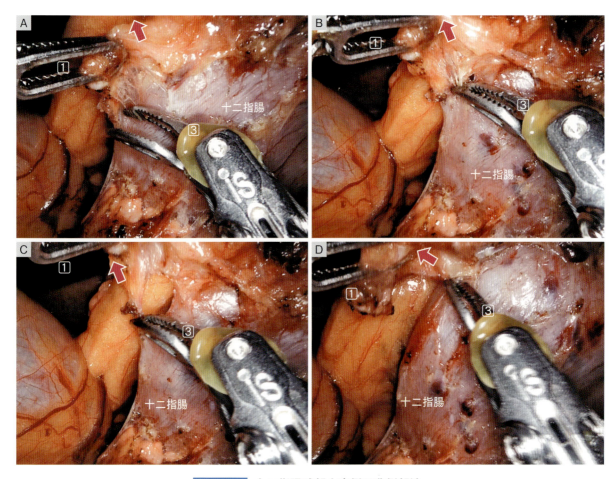

図3-2-17 十二指腸球部大弯側の背側郭清

①で#6リンパ節を含む脂肪織を把持し腹側へ挙上し（A），十二指腸球部大弯側付着部で切離していき（B，C），幽門に向かっていく（D）。

十二指腸と大網の間を切離していく際には，しっかりとthick-bite coagulationをする。あるいは左手で前凝固する。

18 十二指腸球部大弯側の腹側郭清

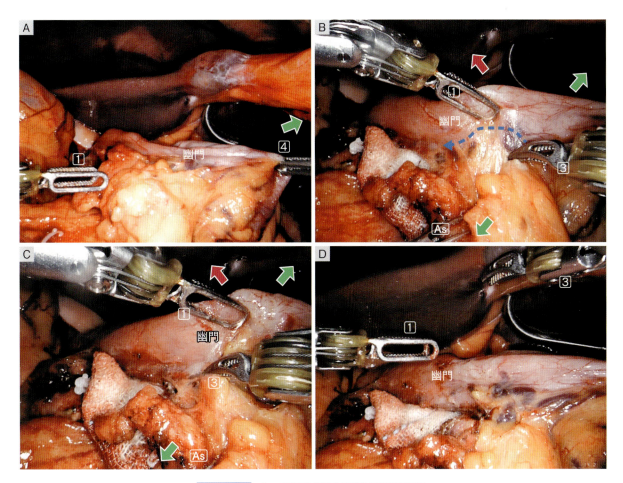

図3-2-18 十二指腸球部大弯側の腹側郭清

　いったん把持していた組織を離して，胃前庭部前壁を4で把持し，左側へ牽引する（A）。Asが#6リンパ節を含む脂肪織を把持し7時方向へ牽引する（B）。幽門より十二指腸球部に向かって大網付着部（B：青破線）で切離していき（C），#6リンパ節の郭清を終了する（D）。

　この操作も出血しやすいため，thick-bite coagulationをしっかり行う。

19 十二指腸球部小弯側の背側郭清

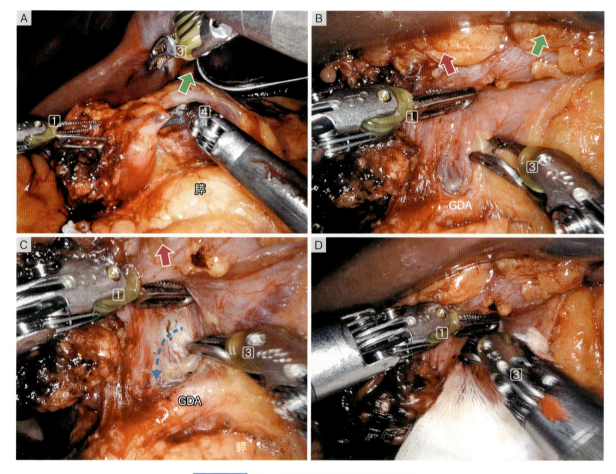

図3-2-19 十二指腸球部小弯側の背側郭清

④で胃前庭部後壁の小弯寄りを把持し腹側に挙上する（A）。①で幽門から十二指腸後壁を腹側に押し上げ（B），幽門部小弯側（青破線）を剥離し，小孔をあける（C）。小孔が開かない場合にはある程度剥離した後にガーゼを詰める（D）。

幽門周囲は出血しやすいのでなるべく疎な部分をみつけて剥離を始めるのがよい。具体的には，上十二指腸動脈がGDAやRGAから分枝している部分を避け，なるべく胃側の，胃壁への流入血管が乏しい領域からアプローチする。血管を切る場合にはしっかり凝固する。

GDA：胃十二指腸動脈　　RGA：右胃動脈

20 十二指腸球部小弯側の腹側郭清

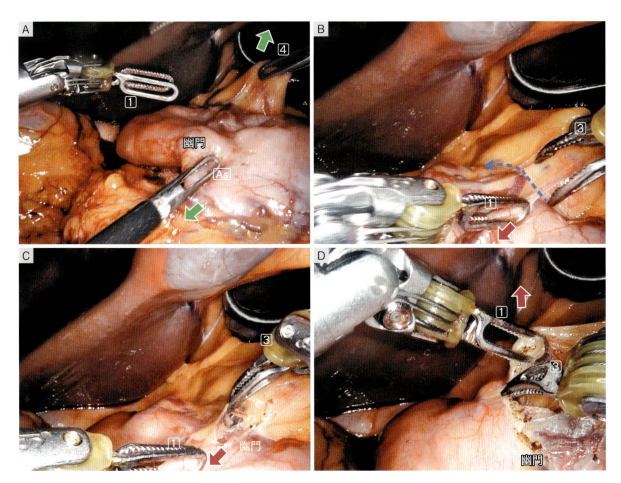

図3-2-20 十二指腸球部小弯側の腹側郭清

Asが幽門近傍の大弯側胃壁を把持し画面手前に引き，4でRGA周囲脂肪織を把持し腹側へ挙上する（A）。1で幽門近傍の胃壁もしくは十二指腸壁を画面手前方向に引き（B），小弯側の小網付着部（B：青破線）に沿って，十二指腸球部小弯側前面の剝離を進め（C），小孔が開いたら広げる（D）。

4を画面右方向に引っぱりすぎると3と干渉しやすくなるので注意する。

RGA：右胃動脈

21 十二指腸球部の前後壁方向への展開

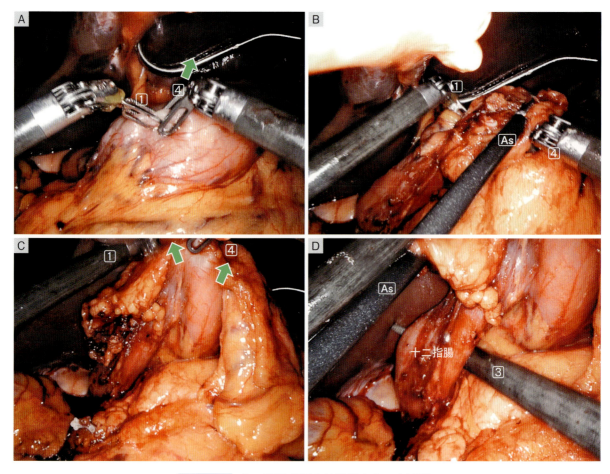

図3-2-21 十二指腸球部の前後壁方向への展開

①で胃前壁を把持する（A）。助手が大弯側の脂肪織を把持し後壁が出るようにまくり上げる（B）。胃後壁を④で把持し腹側へ挙上する（C）。③で十二指腸球部が全周性に剥離されていることを確認する（D）。

脂肪組織が垂れやすいのでAsとしっかり連携して，うまく展開する。

22 十二指腸球部を前後壁方向に離断

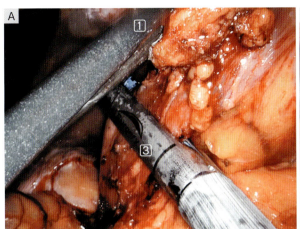
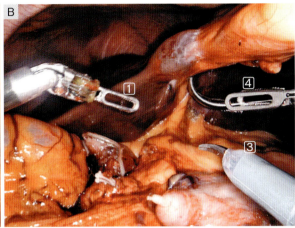

図3-2-22　十二指腸球部を前後壁方向に離断

③ポートより，リデューサーを外した後にEndoWrist staplerもしくはSureFormを挿入し（A），幽門直下で十二指腸を前後壁方向で離断する（B）。助手がLinear staplerで切離する場合には3rd-armを外して同部位から入れる。その場合には切離予定部位をピオクタニンでマークすると助手も判りやすい。

幽門の位置は，Mayo's veinの位置ならびにステープラーによる半がみ状態でのこそぎ上げにより確認するとよい。

■最後に，胃大弯側の郭清手技全体の動画を供覧する。

第4章

胃小弯側の郭清

図中の記号・矢印について

1 術者左手 − DVSS-Xi の 1st-arm（Si の場合は 2nd-arm）
3 術者右手 − DVSS-Xi の 3rd-arm（Si の場合は 1st-arm）
4 術者右手2 − DVSS-Xi の 4th-arm（Si の場合は 3rd-arm）
As Assistant（助手）

緑矢印 ➡ 4（術者右手2）や As による展開の方向
赤矢印 ➡ 1（術者左手）による key-tension をかける方向
黄矢印 ➡ 主に神経や outermost layer
青破線 ⇢ 主に切離ライン

4-1 小網切離/処理

1 GDA/PHAに沿った肝十二指腸間膜の漿膜切開

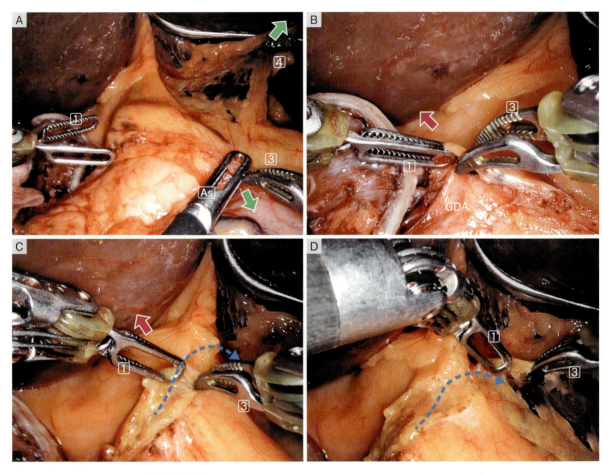

図4-1-1 GDA/PHAに沿った肝十二指腸間膜の漿膜切開

AsがRGAを含むpedicleを把持し手前に引き，4で噴門部近傍の小網を把持し小網にテンションをかける（A）。GDAの直上よりPHAに向かい肝十二指腸間膜の漿膜を切離していく（B）。PHAに沿って切離し，肝門部手前で左側方向に進路を逆L字形をイメージし（青破線），小網を切離していく（C，D）。

RGAを含むpedicleは強く引くと出血しやすいため，注意が必要である。

1で組織を把持する際は，GDAやPHAから浮かすように持ち上げるとよい。

GDA：胃十二指腸動脈　　PHA：固有肝動脈　　RGA：右胃動脈

❷ 小網切離

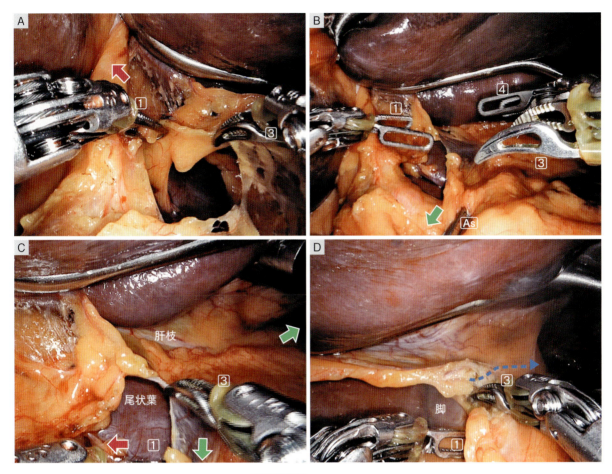

図4-1-2 小網切離

　小網を噴門部に向かって切離していく（A）。切離が進むとテンションが緩むので，Asが奥の小網を把持し直してテンションを調整する（B）。迷走神経肝枝最尾側枝に沿って小網を切離していき（C），青破線で示すように切離し左胃動脈最終上行枝頭側に到達する（D）。ALHAは細い場合には切離しているが，太い場合には温存している。

　小網はたるみやすいので，適宜4で画面右側方向へ引き直すか，持ち直して適切なテンションがかかるようにこまめに調整する。ただし，4を右側方向に引けば引くほど3と干渉しやすくなるので関節を活用して尾側方向に引く。場合によっては3と4を入れ替えることもある。

ALHA：副左肝動脈

3 横隔膜脚に沿った後腹膜切離

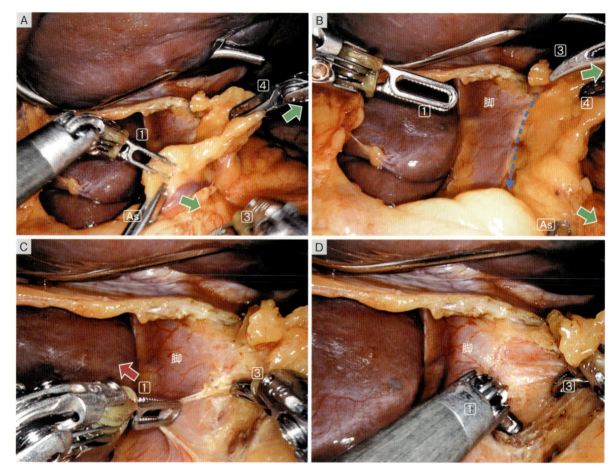

図4-1-3 横隔膜脚に沿った後腹膜切離

　#9Rリンパ節頭側の脂肪織を4とAsでそれぞれ把持し左側に牽引し（A），右横隔膜脚との境界（青破線）が明瞭になるようにテンションをかける（B）。横隔膜右脚に沿って腹膜を切開し，脚側に薄い被膜を1枚残す層で脚前面を剥離する（C）。剥離層を脚左側へと広げ，脚前面の，左下横隔動脈を含む層（後腹膜下筋膜）の前面の層で剥離を広げていく（D）。

　小網を大きくあけておくと良好な視野が得られる。IVC近傍まで切開を加えられるのが理想だが，30°斜視では限界もあるため，視野的に厳しくなれば無理はしない。

IVC：下大静脈

4 胃小弯側（#3aリンパ節）腹側郭清

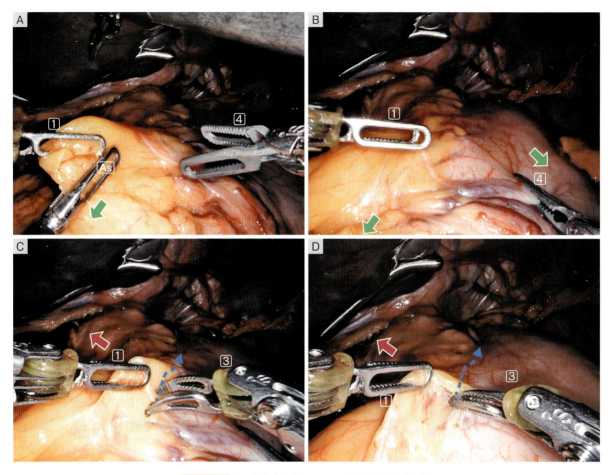

図4-1-4　胃小弯側（#3aリンパ節）腹側郭清

　小網を[As]が把持し手前に引き，胃体上部腹側に緊張をかける（A）。[4]で胃体上部前壁を把持し左側に引く（B）。[1]で近くを持ちしっかりテンションをかけながら，小網を胃壁付着部（青破線）で肛門側から噴門側に向かって切離していく（C, D）。

　[4]を画面右側に引っぱると[3]と干渉するため，4〜5時方向に引く。この時に手首を内側に折る（「く」の字）と[3]の可動域が上がる。

4-1　小網切離/処理

5 胃小弯側（#1リンパ節）腹側郭清

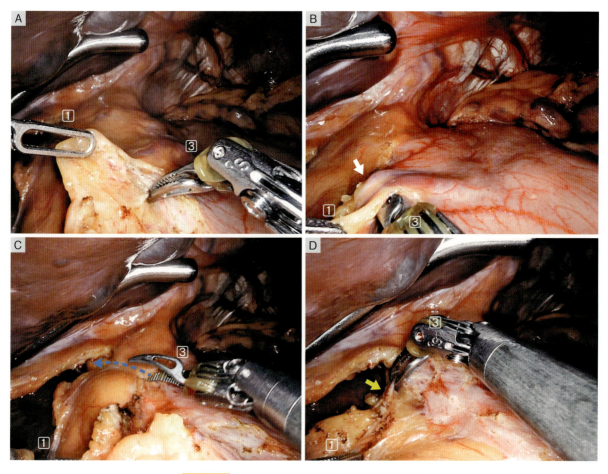

図4-1-5　胃小弯側（#1リンパ節）腹側郭清

　腹側の約半分を目安に#1/#3aリンパ節を郭清していく（A）。胃壁に流入する太い上行枝（白矢印）はなるべく胃壁寄りで処理する（B）。噴門右側に到達したら，青破線で示すように#1リンパ節頭側縁を決め，先の脚付着部の切離層とつなげる（C）。迷走神経前胃枝（黄矢印）をこの時に切離しておく（D）。

　小網と胃壁の間の血流は豊富であり出血しやすいため，しっかりと前凝固もしくはthick-bite coagulation，あるいはVessel sealerを使用する。ここでしっかりと#1リンパ節の頭側縁を切離しておくことが重要である。

4-2 膵上縁左側郭清

1 胃のroll-upならびに膵転がし

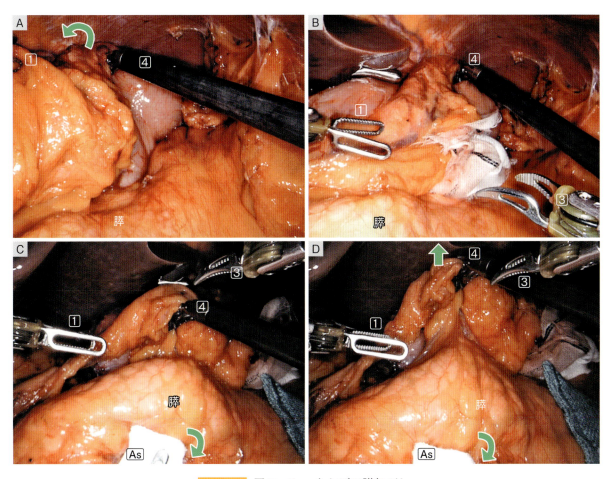

図4-2-1 胃のroll-upならびに膵転がし

　胃後壁をroll-upし（A），滑り止めにガーゼを詰めておく（B）。LGAを含む胃膵ヒダを④で把持し，膵下縁をAsが転がしガーゼで手前に膵転がしをする（C）。膵転がしをした後に，④で把持している胃膵ヒダを腹側に挙上する（D）。

　④で胃膵ヒダを把持し軽く挙上した後に，助手に転がしガーゼで膵下縁を軽く押さえてもらい，その後で改めて④で胃膵ヒダをしっかり牽引するとよい。

LGA：左胃動脈

2 膵上縁に沿った漿膜切開

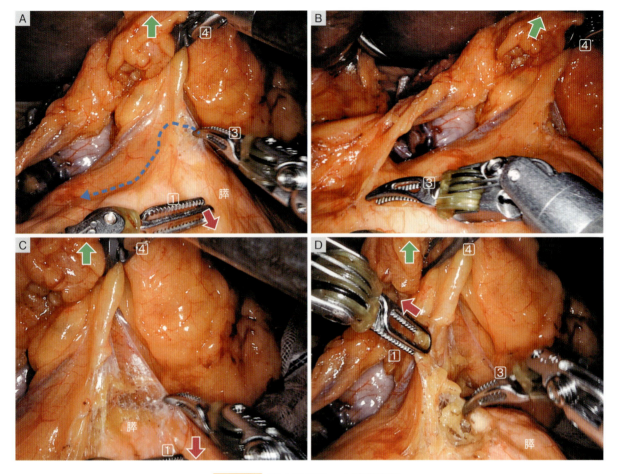

図4-2-2 膵上縁に沿った漿膜切開

　①で適宜テンションを調整しながら，膵上縁の漿膜（膵被膜）を青破線（A）のごとく左右に広く切開していく（B）。必要に応じて①で膵を軽く押さえたり（C），郭清すべき脂肪織を腹側に牽引したりする（D）。

　ここからの操作も近接して行う。手首のヒンジが見えなくなるくらい拡大視して，神経線維の1本1本を認識しながら郭清していく。

3 膵上縁における outermost layer の同定

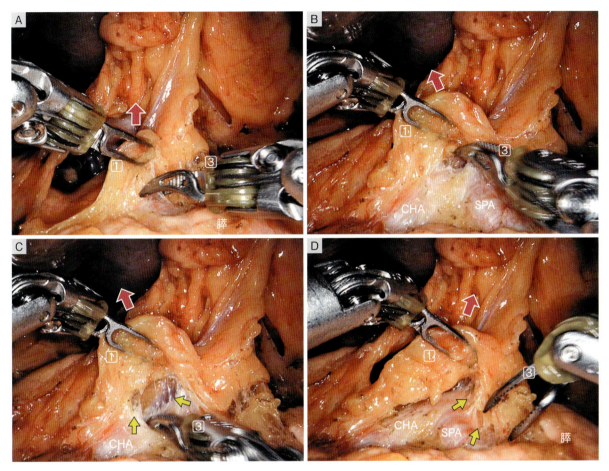

図4-2-3 膵上縁における outermost layer の同定

漿膜（膵上縁被膜）切離後，①で郭清すべき脂肪織を腹側に挙上し適切なテンションをかけると，CHAと脂肪織の間に線維性結合織の層（いわゆる dissectable layer）が確認できる（A）。これに沿って剥離を進めていき，CHA ならびに SPA を同定する（B）。それらの神経前面の層，いわゆる outermost layer を同定する（黄矢印。C：CHAの神経ならびに outermost layer，D：SPAの神経ならびに outermost layer）。

③の手首の位置をCHAやSPAの走行に平行になるように合わせていく。①は腹腔鏡手術の時の2～3割増しの力で牽引すると，dissectable layer である outermost layer に air が入り，認識しやすくなる。

手技の詳細は下記の文献を参照。

CHA：総肝動脈　　SPA：脾動脈

参考文献
Uyama I, et al. World J Surg. 2012 Feb; 36(2): 331-7.

4 LGA左側での内側アプローチ

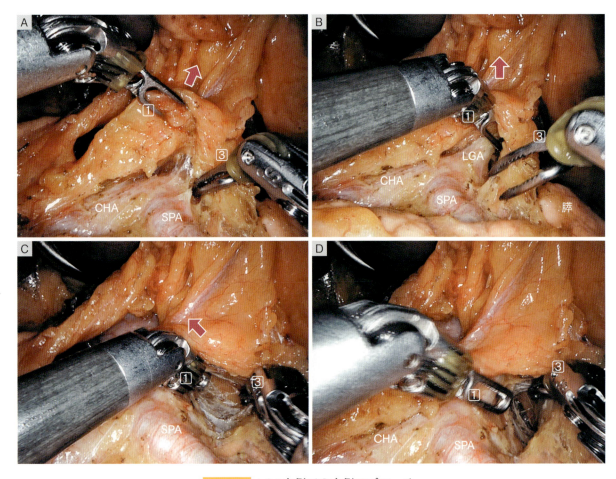

図4-2-4 LGA左側での内側アプローチ

　SPAのoutermost layerが一番同定しやすく剥離もしやすいため，LGA左側から内側アプローチを開始する。SPAのoutermost layerに沿って中枢側に向かい剥離を進め（A），LGA左側に到達する（B）。LGA左側から背側に向かってoutermost layerに沿って剥離を進め（C），後腹膜下筋膜を切離して#9Lリンパ節内側を授動する（D）。

　内側アプローチでLGA左側にある程度のスペースが出来たら，そのスペースに①を入れて組織を頭側に挙上すると，より良好なテンションがかけられる。

CHA：総肝動脈　　LGA：左胃動脈　　SPA：脾動脈

5 SPA/膵上縁での#9Lリンパ節外側切離

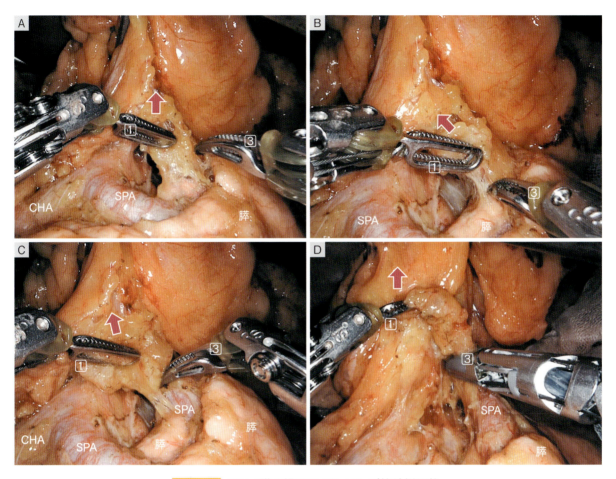

図4-2-5 SPA/膵上縁での#9Lリンパ節外側切離

　#9Lリンパ節内側を授動後，SPAの中枢から末梢に向かってSPAのoutermost layerに沿って剥離していく（A）。本症例のようにSPAが近位側で膵臓の中に入り込んでいる場合には，背側膵上縁でdissectable layerを同定し，それに沿って郭清していく（B）。本症例では，LGA内側より背側膵に向かって剥離をしていく段階で#9Lリンパ節最深部は切離されている。蛇行したSPAがまた膵外に露出してきたら（C），#9Lリンパ節外側縁をSPAのoutermost layerをと決めて，それに沿って郭清を進めていく（D）。

　①での牽引が強く，背側膵やSPAが思っている以上に吊り上がっていることがあるため，注意が必要である。助手による膵転がしは吊り上がりを防止するための意味合いが強く，軽く押さえる程度にとどめるのがよい。

　SPA頭側に必ずある1本の太い自律神経線維を同定することが重要である。

　SPA周囲の神経は細くてむけやすく，神経内側に入りやすいため要注意。

CHA：総肝動脈　　LGA：左胃動脈　　SPA：脾動脈

6 #9Lリンパ節郭清終了

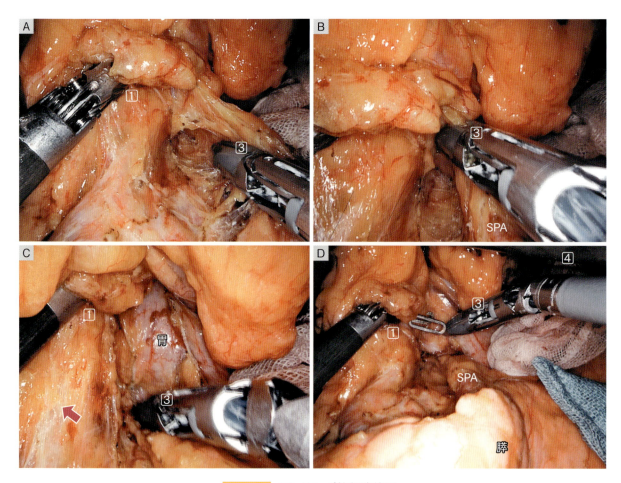

図4-2-6 #9Lリンパ節郭清終了

　#9Lリンパ節内側の剥離層に沿って奥まで進め，先行剥離していた左横隔膜左脚前面の剥離層とつなげる（A）。#9Lリンパ節外側縁の切離を進めていき（B），胃後壁に到達する（C）。#9Lリンパ節左側の郭清終了図（D）。

　剥離を進めていくと胃膵ヒダのテンションがゆるくなってくるので，適宜④で腹側に牽引し直す（テンションのかけ直しをしっかり行っていく）。

SPA：脾動脈

4-3 膵上縁右側郭清

1 CHAのoutermost layerに沿った剥離

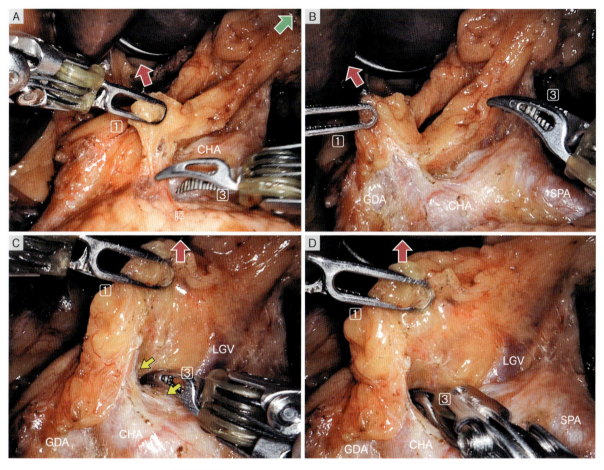

図4-3-1 CHAのoutermost layerに沿った剥離

次に膵上縁右側郭清に移る。①で#8aリンパ節周囲の脂肪織を把持・挙上し，CHAのoutermost layerを同定し（A），右側に向かって剥離を進めていく（B）。CHA-PHAの左側壁に向かってoutermost layer（黄矢印）で剥離を進め（C），PHAの左側に到達する（D）。

CHAとGDAの分枝部ではCHAの背側に入りやすいので，中枢側で同定したoutermost layerを維持しながら末梢に向かって剥離を進めていくのがよい。

CHA：総肝動脈　GDA：胃十二指腸動脈　LGV：左胃静脈　PHA：固有肝動脈　RGA：右胃動脈
SPA：脾動脈

2 RGA根部（#5リンパ節）背側の剥離

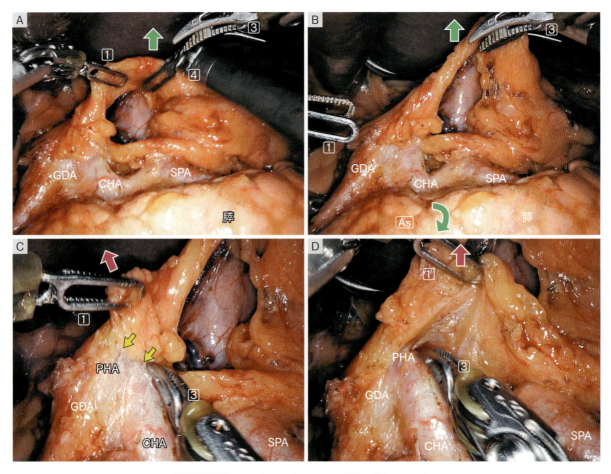

図4-3-2 RGA根部（#5リンパ節）背側の剥離

　RGAを含むpedicleを④で把持し（A），腹側に挙上する（B）。この時，AsはCHA付近の膵の下縁をガーゼで軽く転がす。PHA左側のoutermost layer（黄矢印）を同定し（C），同部に沿って剥離を進めていく（D）。

　④でRGAを含むpedicleの角度を適宜調節しながら剥離操作を進めていく。

CHA：総肝動脈　　GDA：胃十二指腸動脈　　PHA：固有肝動脈　　RGA：右胃動脈　　SPA：脾動脈

③ RGA根部周囲の郭清

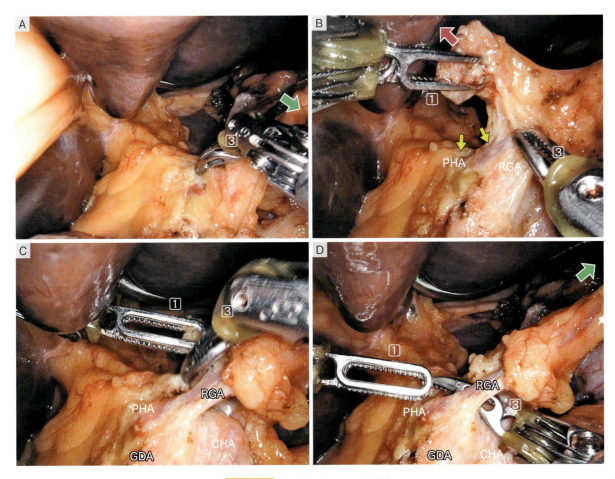

図4-3-3 RGA根部周囲の郭清

　④で把持しているRGAのpedicleを少し患者左側方向に倒し，RGA前面でPHA左側縁に沿って脂肪織を切離していき（A），RGA-PHAのoutermost layerを同定する（B）。そのoutermost layerに沿ってRGA根部周囲を郭清し（C），RGAをencircleする（D）。

　Outermost layerに沿って切離していくと出血しにくいが，少しずれて脂肪織に切れ込むと出血しやすいので注意する。

　RGA周囲の神経は，中枢に向かうにつれ末広がりのように離れていく。ここの神経はRGAとCHA，RGAとPHAで作られる角度がちょうど「ル」の字を形成するように走行しているイメージである。

CHA：総肝動脈　　GDA：胃十二指腸動脈　　PHA：固有肝動脈　　RGA：右胃動脈

4 RGA 切離

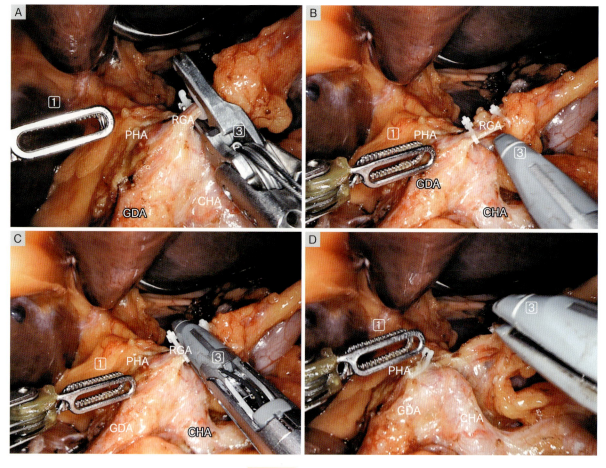

図4-3-4　RGA 切離

RGA を根部でクリップし（A），切離する（B-D）。

ある程度の太さの血管は，二重クリップ，結紮＋クリップ，クリップ＋Vessel sealer などの二重処理が望ましい。

CHA：総肝動脈　　GDA：胃十二指腸動脈　　PHA：固有肝動脈　　RGA：右胃動脈

5 PHAのoutermost layerに沿った剥離

対応動画

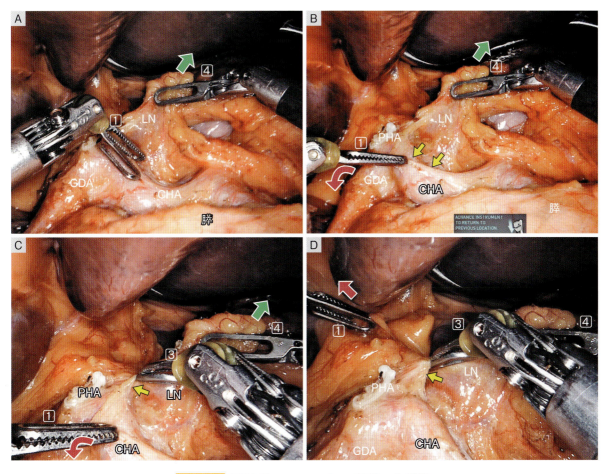

図4-3-5 PHAのoutermost layerに沿った剥離

④でRGAの切除側断端付近を把持し直し（A），①でCHAの神経（黄矢印）を把持し右側に向かって転がすように引く，いわゆる「神経転がし」を行う（B）。PHA左側神経（黄矢印），ならびにそのoutermost layerに沿って深部方向に向かって剥離を広げていく（C，D）。

①を腹側に挙上すると操作部位が深くなるため，反時計回りに回すように引くとよい。剥離操作を進めるにつれて④を適宜腹側に牽引し直し，テンションのかけ直しをしっかり行っていく。

CHA：総肝動脈　　GDA：胃十二指腸動脈　　LN：リンパ節　　PHA：固有肝動脈　　RGA：右胃動脈

6 CHA/PHAの神経の牽引ならびに剥離

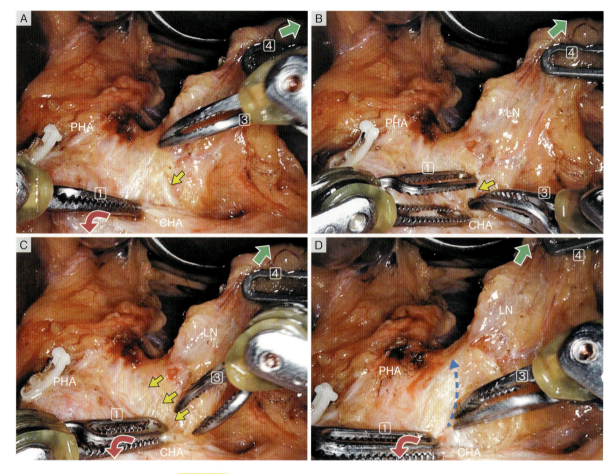

図4-3-6 CHA/PHAの神経の牽引ならびに剥離

　④で把持している脂肪織を少し左側に倒し，①でCHAの神経を引き，神経に沿って剥離していくと，奥にまた新たな神経（黄矢印）が確認できる（A）。その神経（黄矢印）を①で把持し直し（B），神経転がしをすることで，新たにoutermost layer（黄矢印）が認識できる（C）。それに沿って（青破線）頭側方向に剥離操作を進めていく（D）。#12aと#8aリンパ節の境界部は薄くなる部位として同定できることがあり，その場合は同部で，はっきりしない場合にはoutermost layerを目安に#8aリンパ節外側縁を決定する。

　リンパ節が浮く前に④を引きすぎるとリンパ節が裂けるので，ある程度剥離して可動性をよくしてから挙上する。

CHA：総肝動脈　　LN：リンパ節　　PHA：固有肝動脈

7 #12aと#5リンパ節の境界を離断

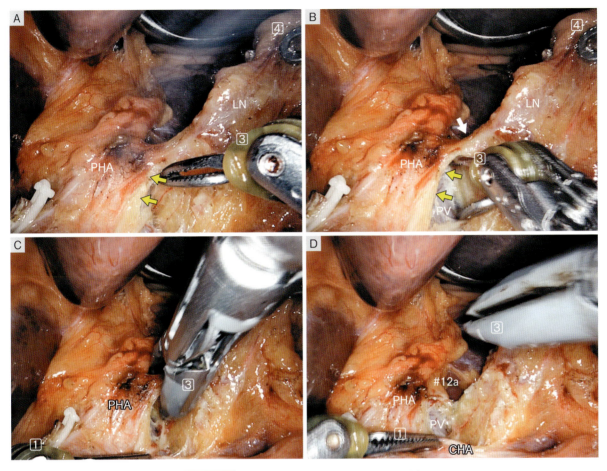

図4-3-7 #12aと#5リンパ節の境界を離断

　PHA左側のoutermost layerに沿って深部方向に剥離を進めると，奥に新たな神経（黄矢印）が確認できる（A）。本症例ではその神経（黄矢印）の背側にPVが確認できる（B）。PHAの左側神経に沿って#12aと#5リンパ節の境界（白矢印）を決め（B），これをVessel sealerなどで離断する（C，D）。

　境界を決める際は，関節機能をいかして手首を山折りの状態に曲げて使用するとよい。#12aリンパ節を郭清する際は，PVに沿って肝門部に向かって奥まで剥離を進め，#12aリンパ節をしっかり奥まで引き出して処理する。

CHA：総肝動脈　　LN：リンパ節　　PHA：固有肝動脈　　PV：門脈

8 #8aリンパ節外側縁を切離

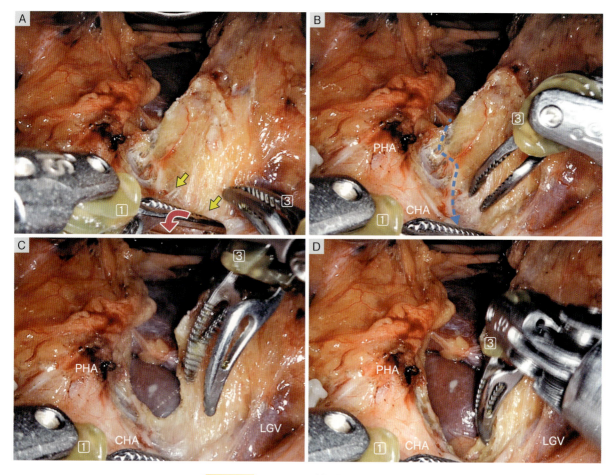

図4-3-8　#8aリンパ節外側縁を切離

①でCHAの奥の神経を把持し直し神経転がしにてoutermost layer（黄矢印）を同定し直す（A）。PV左側の薄くなった脂肪織/結合織ならびにCHA背側方向のoutermost layer（青破線）に沿って（B），#9Rリンパ節外側の最深部を切離する（C，D）。

④で近くを持ち直して1時方向に牽引し直すと，組織やリンパ節をちぎらずに有効なテンションをかけ直すことができる。

CHA：総肝動脈　　LGV：左胃静脈　　LN：リンパ節　　PHA：固有肝動脈　　PV：門脈

9 #9Rリンパ節頭側縁を切離

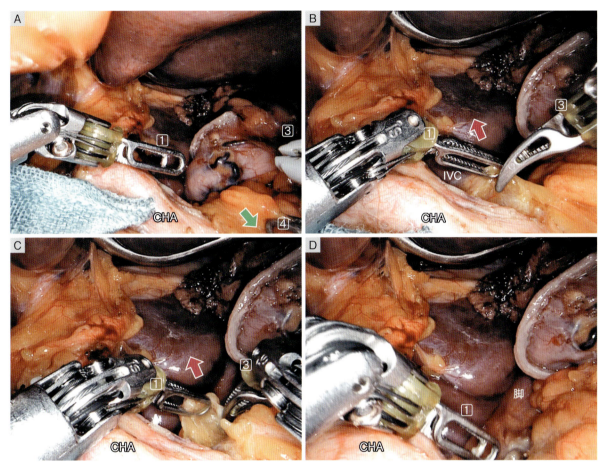

図4-3-9 #9Rリンパ節頭側縁を切離

④で#8aリンパ節を含む脂肪織の頭側腹側を把持し手前に引く（A）。IVCに注意しながら①で#9Rリンパ節頭側縁を把持し，③で切離していく（B）。切離を頭側方向に進めていき（C），先行剥離していた横隔膜右脚前面の腹膜切開ラインとつなげる（D）。これにより，#9Rリンパ節の周囲被膜が全周性に切開され，可動性が向上する。

ここは30°斜視では厳しいところであるので，奥行きの深い症例などでは深追いしないことも重要である。

CHA：総肝動脈　　IVC：下大静脈

4-4 LGA周囲郭清

1 LGA右側のoutermost layerの同定

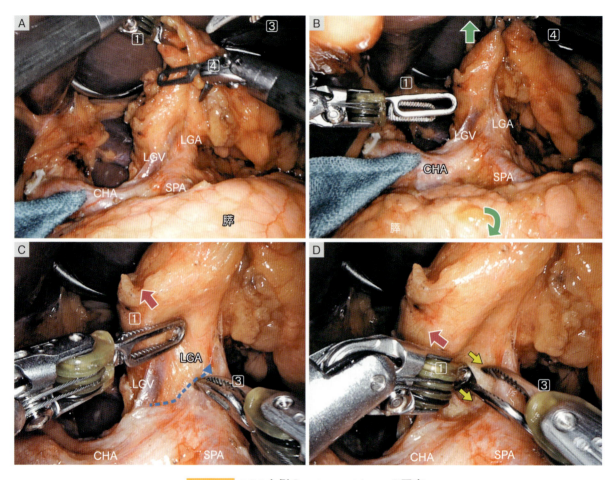

図4-4-1 LGA右側のoutermost layerの同定

④でLGAのpedicleを含む胃膵ヒダを把持し（A），腹側に挙上する（B）。この時，頭側に押しつけないように注意する。また，AsはCHAとSPAの分岐部あたりの膵を転がすように，その下縁を押さえる（B）。CHAのoutermost layerに沿って末梢から中枢に向かい，青破線のように剥離ラインをつなげていき（C），LGAの神経右側のoutermost layer（黄矢印）に到達する（D）。

この場面も④で軽く牽引したのち，助手が膵転がしを軽く行い，その後に④を挙上し，最終的に適切なテンションをかける。

CHA：総肝動脈　　LGA：左胃動脈　　LGV：左胃静脈　　SPA：脾動脈

2 LGA右側における内側アプローチ

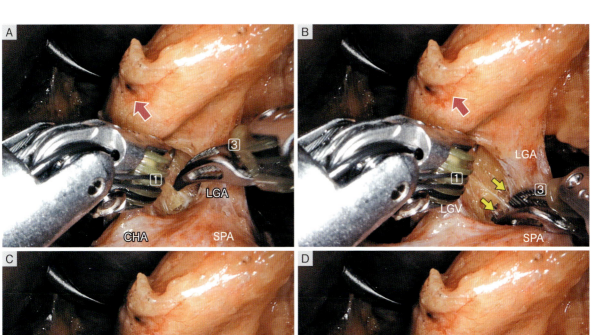

図4-4-2 LGA右側における内側アプローチ

　LGA右側神経のoutermost layerに沿って剥離を広げ、①をそのスペースに入れ、脂肪組織を押し上げる（A）。十分なテンションをかけてoutermost layerに沿った剥離層（黄矢印）を同定し、剥離操作を進めていく（B）。剥離を背側・頭側方向に進めていくと（C）、先行剥離した横隔膜脚前面の剥離層（#9Rリンパ節頭側縁）に到達する（D）。

　ここも近接操作が望ましい。LGA左側同様、ある程度のスペースが出来たら①を入れて面で押すように組織を挙上すると、愛護的かつ有効なテンションが得られる。

CHA：総肝動脈　　LGA：左胃動脈　　LGV：左胃静脈　　SPA：脾動脈

❸ LGV 切離

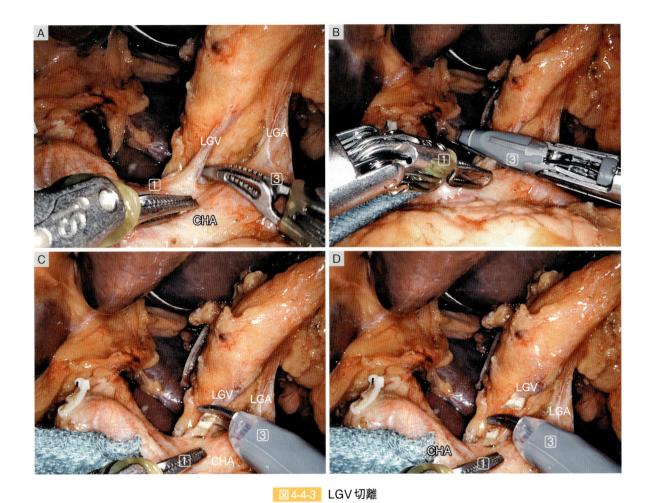

図4-4-3　LGV 切離

LGVを同定し（A），クリッピング後切離する（B-D）。

LGVはLGAよりも手前を走行していることが多い。その場合には先に処理する。

CHA：総肝動脈　　LGA：左胃動脈　　LGV：左胃静脈　　SPA：脾動脈

4 #9Rリンパ節郭清時の神経転がし

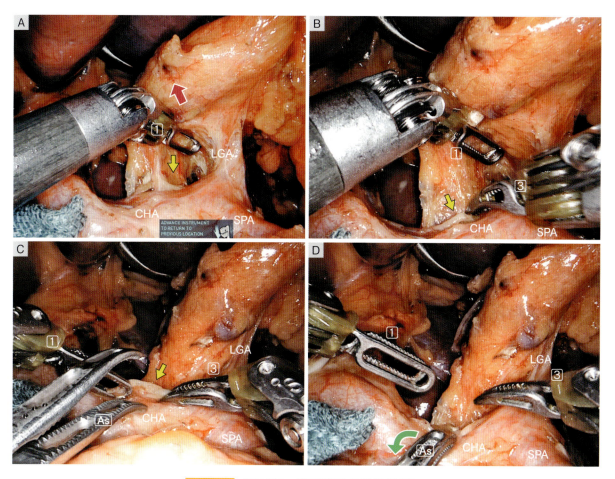

図4-4-4　#9Rリンパ節郭清時の神経転がし

　LGA右側の剥離スペースに①を入れ腹側に挙上すると背側の組織が持ち上がってくる。これに伴ってCHA背側頭側の神経（黄矢印）も見えてくる（A）。その神経（黄矢印）に沿って剥離をさらに進めていく（B）。同神経を両手（③，①）で把持し（C），Asがそれを把持し，手前に引いていわゆる神経転がしを行うことで，さらに背側の組織が持ち上がってくる（D）。

　A，Bの場面では，①の山折りを強くすると視野がよくなることが多い。

　助手に神経を持たせる場合には，必ず術者が両手で神経を把持して適切な場所を持たせるようにする。

CHA：総肝動脈　　LGA：左胃動脈　　SPA：脾動脈

5 #9Rリンパ節背側の郭清

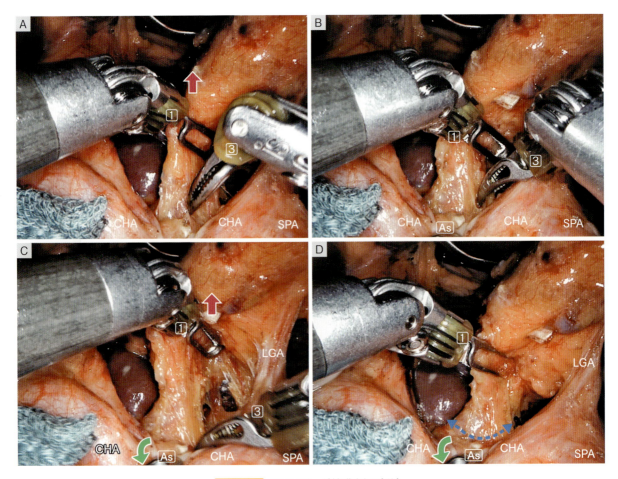

図4-4-5 #9Rリンパ節背側の郭清

①で#8aや#9Rリンパ節を含む脂肪織をさらに腹側に挙上し，深部組織を引き出す（A）。LGA-CHAの深部のoutermost layerに沿って#9Rリンパ節内側縁を剥離していき（B），#16a2-intリンパ節とのlymphatic chainを露出し（C），#9Rリンパ節の背側縁（青破線）を決定する（D）。

ロボットの牽引は思っている以上に腹側に持ち上がってくるので，底部を走行する太い神経線維を目安にするか，処理しやすい太さのlymphatic chainの高さで処理する。

CHA：総肝動脈　　LGA：左胃動脈　　SPA：脾動脈

6 #9Rリンパ節背側縁の切離

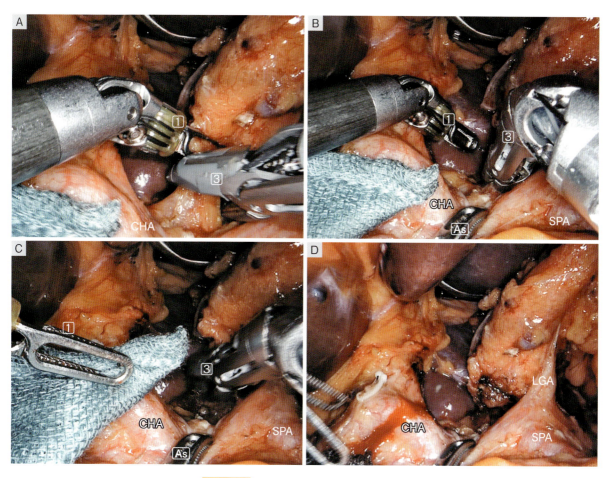

図4-4-6 #9Rリンパ節背側縁の切離

　#9Rリンパ節の背側縁，いわゆる郭清の最底部が決まったら，Vessel sealerなどでリンパ流を確実に遮断しながら切離する（A–C）。#9Rリンパ節郭清終了図（D）。

　③のVessel sealerは，山折り状態を強くして血管から離してからactivationするのがよい。

CHA：総肝動脈　　LGA：左胃動脈　　SPA：脾動脈

7 LGA神経鞘の切離

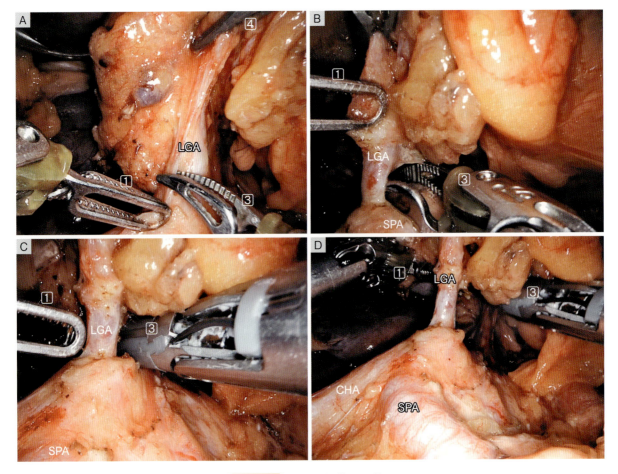

図4-4-7 LGA神経鞘の切離

　LGA周囲の神経・神経鞘を切離し（A），LGAの裏側（頭側）の脂肪織を取り残しなく切離する（B，C）。LGAの神経鞘切離後（D）。

　LGAの頭側を処理する場合は，血管に沿ってMarylandで剥離しencircleした後にその頭側の組織を一括でVessel sealerで処理するのが簡便である。

CHA：総肝動脈　　LGA：左胃動脈　　SPA：脾動脈

8 LGAの切離

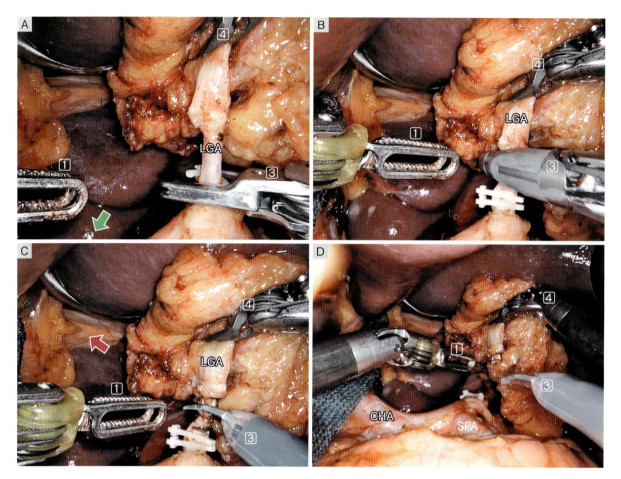

図4-4-8 LGAの切離

LGAをクリッピング後切離する（A-D）。

LGAの血管鞘は，血管が処理できる太さ（クリップが十分にかかる太さ）になるまで周囲を剥離する。

CHA：総肝動脈　　LGA：左胃動脈　　SPA：脾動脈

4-5　小弯側郭清/切離

1 #1/#3aリンパ節背側郭清の展開

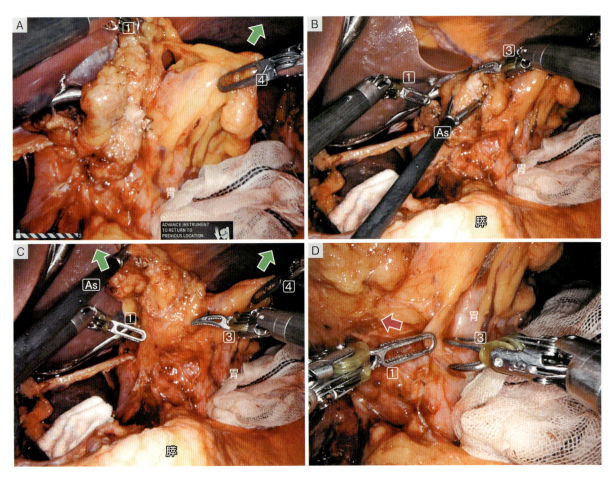

図4-5-1　#1/#3aリンパ節背側郭清の展開

　4で#1/#3aリンパ節背側の脂肪織を把持し腹側に挙上する（A）。Asは#1リンパ節頭側縁の脂肪織を把持し腹側に挙上する（B）。#1/#3aリンパ節背側の脂肪織を1で持ち（C），テンションを十分にかけた上で，胃壁沿いに郭清していく（D）。

　1は足側に引きながら腹側に挙上するとよい。胃壁沿いの血管はthick-bite coagulationでしっかり焼く。

❷ #1/#3aリンパ節背側郭清

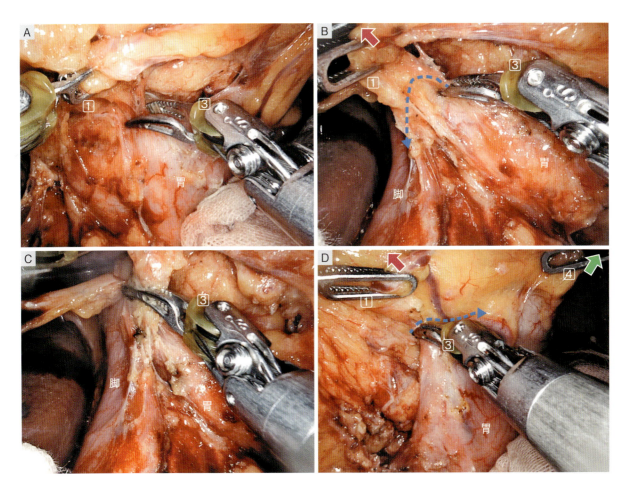

図4-5-2 #1/#3aリンパ節背側郭清

　胃小弯側を肛門側から口側に向かって切離していき前壁側の剥離層とつなげ（A），そのまま食道右側まで郭清を進めていく（B）。その後，横隔膜脚に向かって切離し（B：青破線），#1リンパ節郭清終了となる（C）。肛門側の剥離が不十分であれば，肛門側に向かって（青破線）剥離を追加する（D）。

　脚に沿って足側から頭側に向けて上がっていくと脚間内（縦隔内）に入ってしまうことがあるため，胃側から脚に向かって切離していく方がよい。ここは明確な境界がないため，ある程度の高さで自分で#2リンパ節と#1リンパ節の境界を決め，切離ラインとする。

3 胃切除予定部位のマーキング

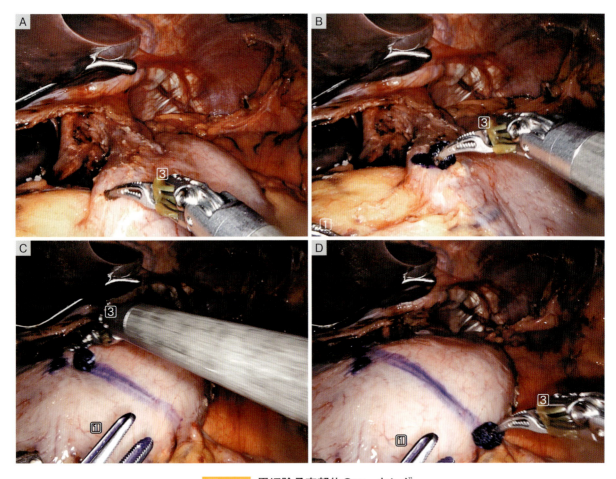

図4-5-3 胃切除予定部位のマーキング

　胃の前壁側が腹側になるように胃の反転を戻し（A），切離ラインを決定し，ピオクタニンでマーキングする（B-D）。

　ピオクタニンでマーキングすると切離のイメージと実際の切離線とが一致しやすくなるため，手間ではあるが行うのがよいと考えている。

　通常の幽門側胃切除のラインはLGA最終上行枝とLGEA最終前枝を結ぶ線としている。

LGA：左胃動脈　　LGEA：左胃大網動脈

❹ 胃幽門側2/3切除

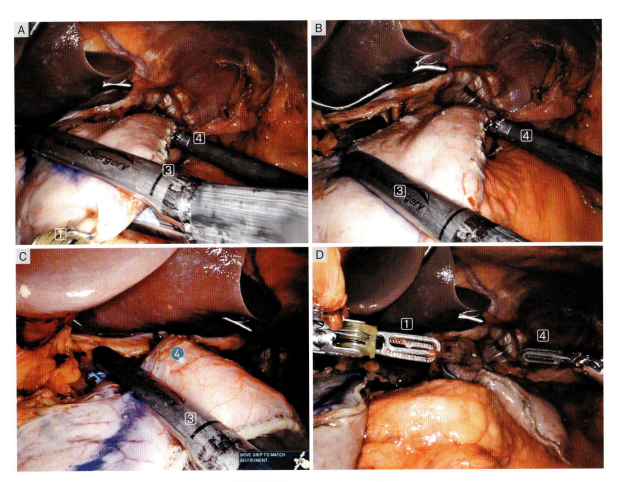

図4-5-4　胃幽門側2/3切除

　ピオクタニンに沿って③のポートよりEndoWrist staplerもしくはSureFormにて胃を切離する（A-D）。

　助手のLinear staplerで切離する場合は，3rd-armを外してR3ポートより挿入して切離する。

■最後に，胃小弯側の郭清手技全体の動画を供覧する。

第 5 章

再建

［1］Billroth-I 法再建
［2］Billroth-II 法再建

図中の記号について

1 術者左手 − DVSS-Xi の 1st-arm（Si の場合は 2nd-arm）
3 術者右手 − DVSS-Xi の 3rd-arm（Si の場合は 1st-arm）
4 術者右手 2 − DVSS-Xi の 4th-arm（Si の場合は 3rd-arm）
As Assistant（助手）

5-1 Billroth-I（デルタ）法再建

　再建の第一選択はデルタ吻合によるBillroth-I法であるが，デルタチェックを行い，緊張がかかる場合にはBillroth-II法としている。

❶ デルタチェックならびに胃大弯側断端での小孔作成

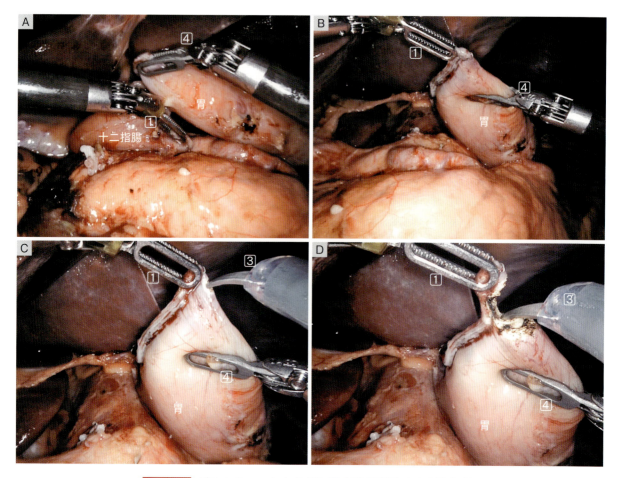

図5-1-1　デルタチェックならびに胃大弯側断端での小孔作成

　デルタチェックを行い，緊張を確認する（A）。胃大弯側断端を把持し（B），stapleに沿って小孔を作成する（C，D）。
　EndoWrist staplerやSureFormを使う場合には，少し大きめに小孔をあける。

2 胃大弯側小孔の固定

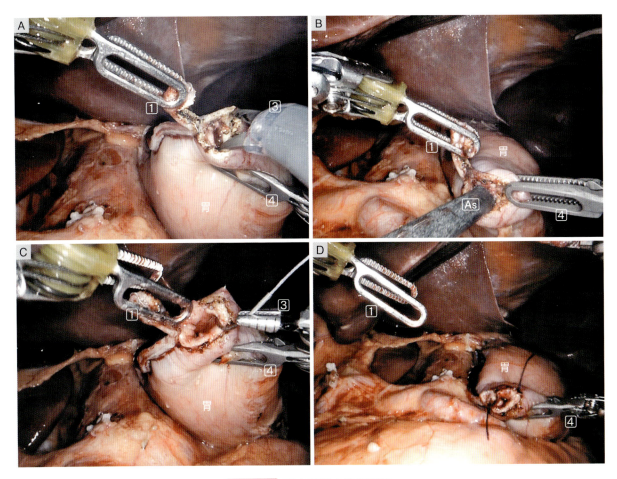

図5-1-2 胃大弯側小孔の固定

　小孔が開いたら内腔を確認し（A），内容液を吸引する（B）。粘膜の脱落を防ぐために粘膜層と漿膜筋層とを縫合固定する（C）。可能であればstaple近傍と対側の2カ所を縫合固定する（D）。

　Staple断端は切りとばしていないが，操作の妨げになるようなら助手用のディスポのはさみで切ってもらう（monopolar scissorsでstapleを切ると刃こぼれする）。

3 十二指腸後壁側断端での小孔作成

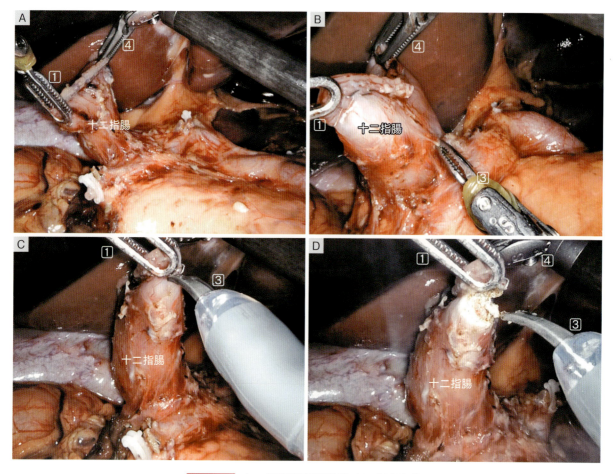

図5-1-3 十二指腸後壁側断端での小孔作成

④と①で十二指腸断端の両端を持ち腹側に挙上する（A）。授動が不十分であれば，周囲の剥離を追加する（B）。十二指腸断端後壁側断端を把持し（C），stapleに沿って小孔をあける（D）。

EndoWrist staplerやSureFormを使用する場合には，十二指腸側も少し大きめに小孔をあける。

4 十二指腸後壁側小孔の固定

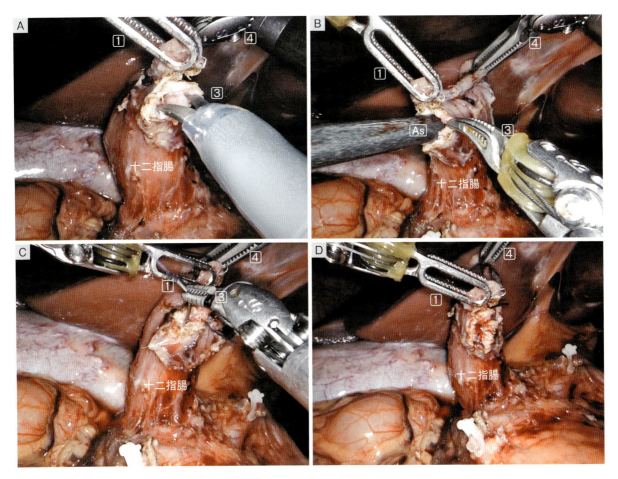

図5-1-4 十二指腸後壁側小孔の固定

　小孔をあけたら内腔を確認し（A），内容液を吸引する（B）。粘膜の脱落を防止するために粘膜層と漿膜筋層とを縫合固定する（C）。可能であればstaple近傍と対側の2カ所を縫合固定する（D）。

　Staple断端は残しておいた方がステープラーの挿入が容易となる。

5 胃側へのステープラー挿入

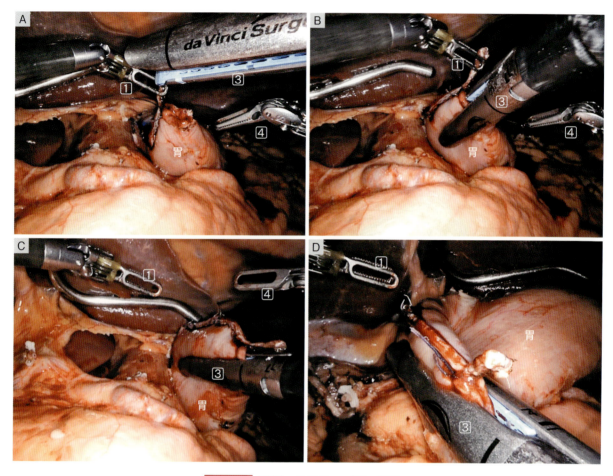

図5-1-5 胃側へのステープラー挿入

④と①で胃の小孔が開くように把持し（A），Linear staplerのカートリッジ側を挿入する（B）。ステープラーを閉鎖した後，ステープラーで把持した胃（C）を十二指腸近傍まで寄せる（D）。

助手がLinear staplerで行う場合には，3rd-armを外してR3ポートより挿入する。

6 ステープラー挿入状態で十二指腸側へ移動

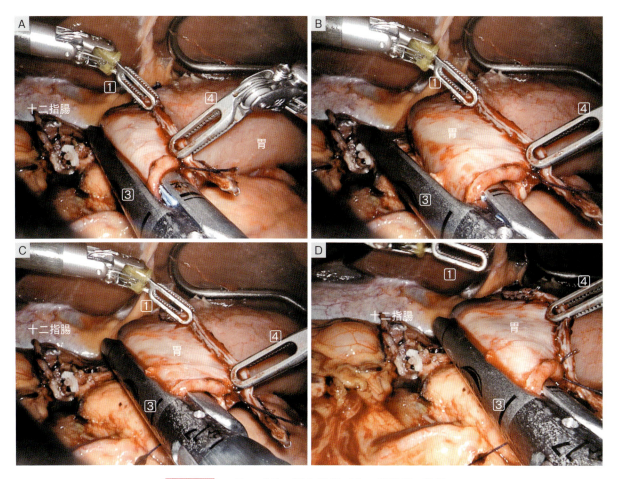

図5-1-6 ステープラー挿入状態で十二指腸側へ移動

④と①で胃断端を把持した後（A），ステープラーを開いて胃を時計方向へ回旋し（B），ステープラーを閉鎖する（C）。閉鎖後は④で挿入孔よりやや離れた位置を把持する（D）。

③と④を同時には動かせないため，こまめに切りかえて微調整を行う。

7 十二指腸側へのステープラー挿入ならびに1st-fire

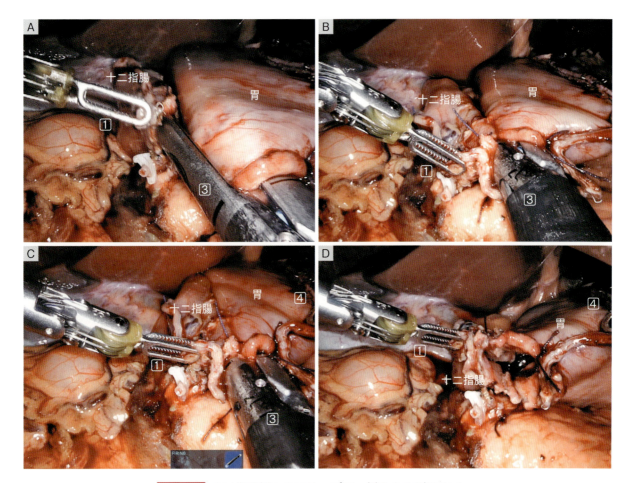

図5-1-7 十二指腸側へのステープラー挿入ならびに1st-fire

　ステープラーを開き、靴下をはかせる要領で十二指腸断端をアンビルフォーク側にかぶせるよう挿入し（A）、①で十二指腸断端を反時計回りに回旋してステープラーを閉鎖し（B）、fireする（C）。1st-stapling後（D）。

　SureFormの場合には40〜45 mmを入れてfireする。

　アンビルフォークの先端が十二指腸球部を貫かないように注意する。

　テンションがかかる場合には30 mm程度でも十分である。

　残胃と十二指腸が段差にならないように注意する。

8 共通孔の内腔確認ならびに仮閉鎖

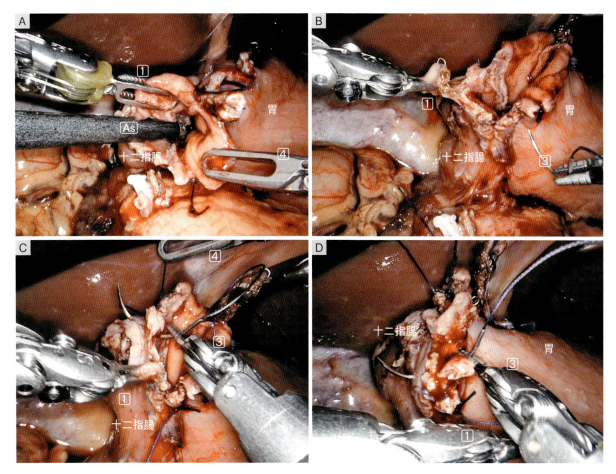

図5-1-8 共通孔の内腔確認ならびに仮閉鎖

　Fire後は内腔を確認し，出血を確認する（**A**）。両側断端を含め計4針で共通孔を仮閉鎖する。後壁側断端（**B**），前壁側断端（**C**）。中央部は2本（**D**）。この時，胃切離断端と十二指腸切離断端のステープラーが重ならないようにずらして，かつ生理的な軸が合うように縫合する。

参考文献
Man-i, et al. Surg Endosc. 2015 Nov; 29(11): 3304–12.

9 ステープラーによる共通孔閉鎖

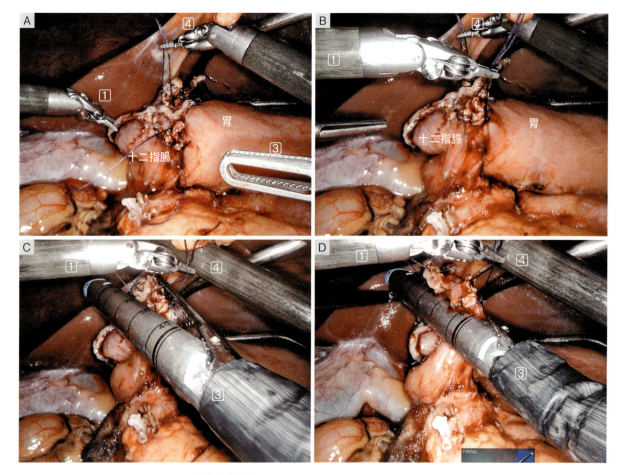

図5-1-9 ステープラーによる共通孔閉鎖

　奥側2本を④で（A），手前側2本を①で（B）それぞれ把持し，Linear staplerを挿入し（C），fireして共通孔を閉鎖する（D）。

　基本は①と④だけで糸を把持し，助手は十二指腸断端のstapleの引き込みを防止する。

　1回で切りきれない場合には，まず大弯側を確実に全層で切り，その後2回目で残りを閉鎖する。

10 吻合終了後

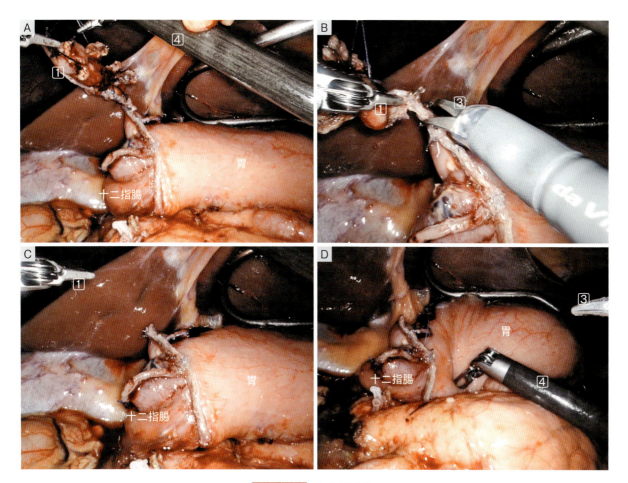

図5-1-10　吻合終了後

　ステープラーによる共通孔閉鎖後（A）。ステープラー先端部が切れ残った場合には，stapleがかかっているかどうかを見極め，はさみで切離するかもう1本ステープラーを使用するかを判断する。本症例では十分stapleがかかっていたため，はさみで切離した（B）。吻合後（C）。必要に応じて縫合で吻合部を補強する（D）。

　デルタ吻合は基本的には腹腔鏡手術と同じ手順，同じ操作である。

　切り取られた部分が全周で全層になっているか拡大視で十分に観察し，全層が拾いきれていない可能性があれば同部位に相当する部分を縫合する。

■最後に，Billroth-Ⅰ法再建の全体の動画を供覧する。

5-2 Billroth-II 法再建

1 十二指腸断端の埋没

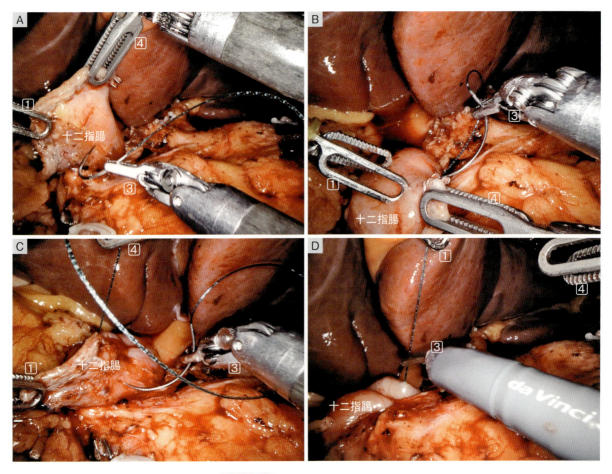

図5-2-1 十二指腸断端の埋没

　十二指腸断端の両端を①と④で持ち，十二指腸断端を4-0 V-Loc®で埋没する（A）。前壁側から後壁側に向けて縫合していく（B）。④で糸を引っ張りながら縫合していく（C）。埋没できたら，V-Loc®を短めに切る（D）。

　糸をたぐったり締めたりするとりまわしは①と④で行うとよい。

2 空腸側吻合予定部位のマーキング

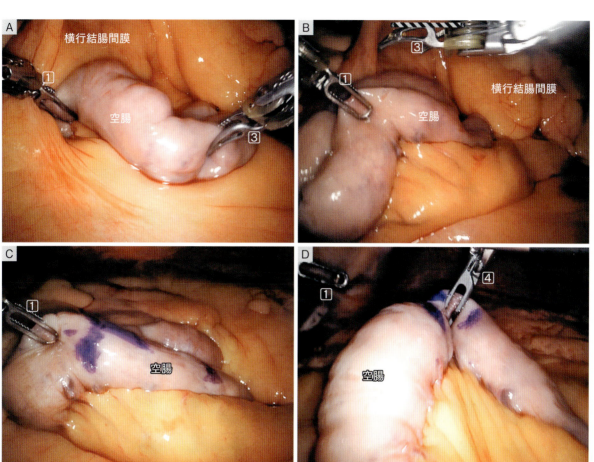

図5-2-2 空腸側吻合予定部位のマーキング

　横行結腸間膜をまくって，Treiz靱帯ならびに空腸起始部を確認する（A）。同部より肛門側に約15 cm程度の空腸を把持し（B），ピオクタニンにてマーキングする（C）。同空腸を逆蠕動風に挙上して胃大弯側断端との吻合が可能か確認する（D）。

3 空腸腸間膜対側での小孔作成

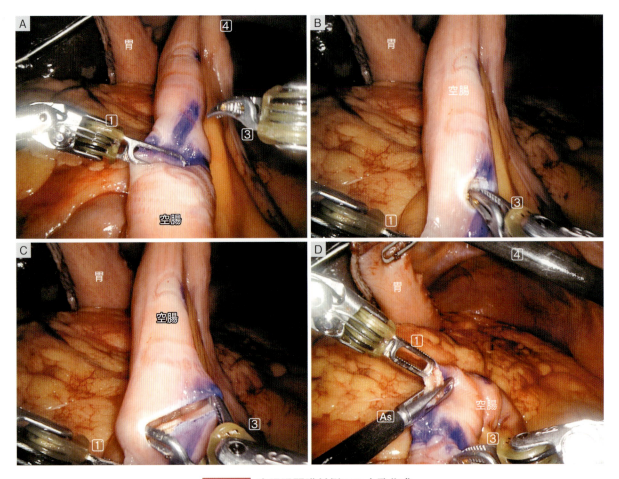

図5-2-3 空腸腸間膜対側での小孔作成

Asで残胃大弯側断端を把持，挙上する。4で吻合予定部より肛門側の空腸を把持し腹側に挙上する（**A**）。吻合予定部空腸の腸間膜対側に小孔をあけ（**B**），内腔を確認する（**C**）。残胃を4で把持し，Asは小孔を塞ぐように空腸を把持する（**D**）。

EndoWrist staplerやSureFormを使用する場合は少し大きめに小孔を作成する。

4 胃大弯側断端での小孔作成

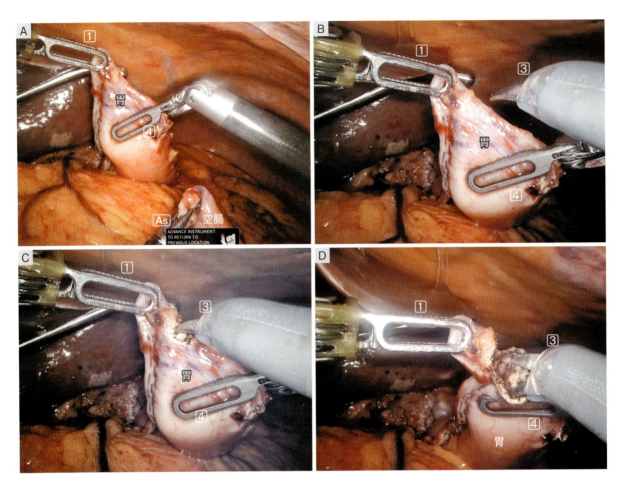

図5-2-4 胃大弯側断端での小孔作成

Asの空腸を残胃の近くまで持ってくる。4で残胃大弯側を把持し，1で残胃大弯側断端を把持する（A）。ステープラー断端に沿って胃壁を切離し（B），小孔をあける（C）。小孔があいたら内腔を確認する（D）。

EndoWrist staplerやSureFormを使用する場合は少し大きめに小孔を作成する。

5 空腸小孔へのステープラー挿入

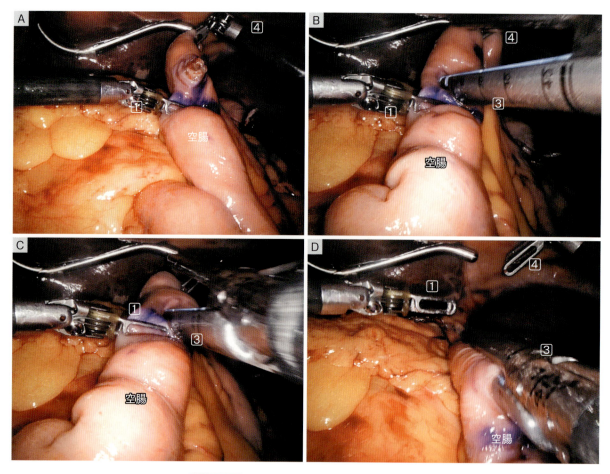

図5-2-5 空腸小孔へのステープラー挿入

④で空腸小孔の肛門側を把持し，①で小孔近傍を把持する（A）。③ポートより，ステープラーを挿入する。この時，④と①で③の軸に合わせる（B）。①で空腸をステープラーのカートリッジ側にかぶせるように挿入する（C）。ステープラーの奥まで挿入できたら，いったんステープラーを閉鎖する（D）。

助手のLinear staplerを使用する場合は，助手用ポートから挿入する。

6 胃小孔へのステープラー挿入

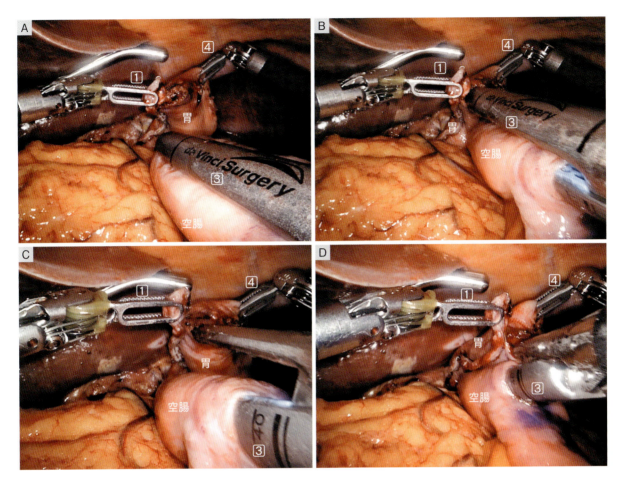

図5-2-6 胃小孔へのステープラー挿入

　③を残胃近傍まで近づけた後，①と④で胃の小孔が開くように把持する（A）。③のステープラーを開き（B），①と④で残胃をアンビルフォーク側にかぶせるように挿入する（C）。①でステープラーにかぶせるように挿入する（C）。ステープラーを挿入したら，いったんステープラーを閉鎖する（D）。

　この時点ですでに③の手首を少し内側に入れて（「く」の字にして）おくのがよい。

7 1st-fire

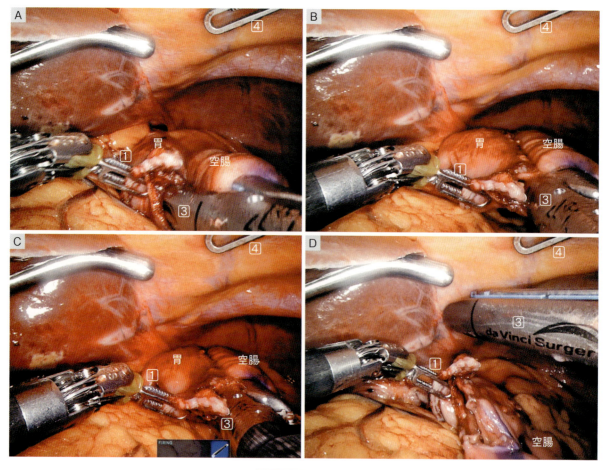

図5-2-7 1st-fire

　ステープラーをいったん開き，胃と空腸が左右方向になるようにステープラーを反時計回りに回旋し（A），ステープラーを胃，空腸ともに奥まで挿入する（B）。残胃大弯側と空腸腸間膜対側で側側吻合となるように確認，微調整をし，ステープラーを閉鎖する（C）。間に大網などがはさまっていないことを確認後にfireする（D）。

　SureFormの場合には40〜45mm程度入れてfireする。

8 共通孔の内腔確認ならびに仮閉鎖

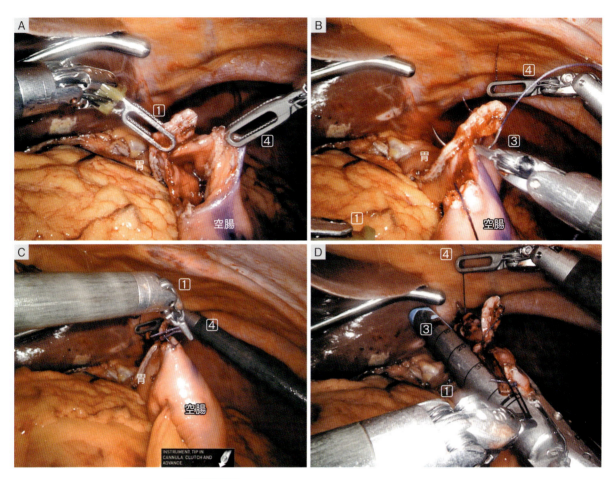

図5-2-8 共通孔の内腔確認ならびに仮閉鎖

　内腔を確認し（A），共通孔を仮閉鎖する（B）。左右両端と中央に2本の計4本行う。④で奥の2本を，①で手前の2本を把持し（C），③よりステープラーを挿入する（D）。
　糸は，基本的には①と④の2本で把持する。

9 ステープラーによる共通孔閉鎖

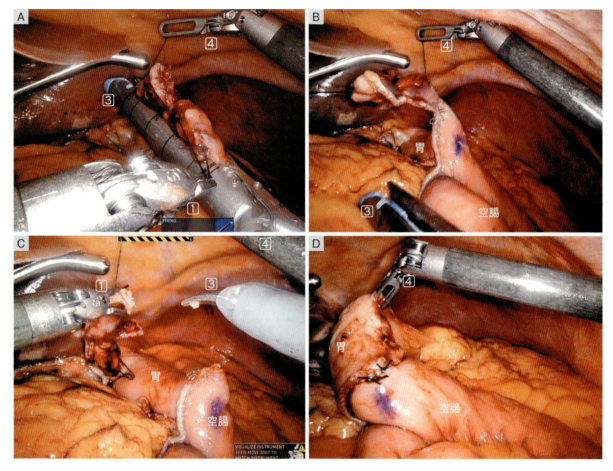

図5-2-9 ステープラーによる共通孔閉鎖

　ステープラーの奥までしっかり差し込み，全層の脱落がないように確認してからステープラーを閉鎖し（A），fireする（B）。先端までstaplingされていることを確認し，はさみで切るかもう1本ステープラーを使用するか決める。本症例では先端まで十分stapleがかかっていたため，はさみで切離した（C）。切離後の耳の部分を拡大視して全周で全層拾えているか確認し，必要に応じて全層で縫合し補強する（D）。

　共通孔閉鎖は，da Vinci用ステープラーの場合は③からであるが，助手からLinear staplerを入れる場合は助手用ポートからとなるため，その軸に向きを合わせる。

10 輸入脚吊り上げ

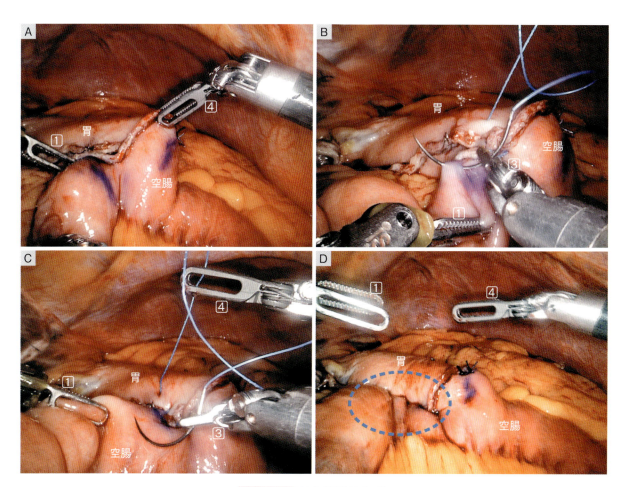

図5-2-10 輸入脚吊り上げ

吻合部の口側空腸を①で把持し，輸入脚の吊り上げを行う（A）。吊り上げは非吸収糸にて結節または連続縫合にて行う（B, C）。輸入脚の吊り上げが終了した図（D：青破線は吊り上げが行われた箇所）。

吊り上げは最低3針は行っている。3針目は残胃前壁寄りにするとよい。

食道裂孔が開いている場合には縫合閉鎖し，食道と縫合固定する。

腹部食道，残胃小弯後壁を脚に固定し，食道と残胃の直線化を行う。

参考文献
Nakamura K, et al. Surg Laparosc Endosc Percutan Tech. 2018 Jun; 28(3): 193–201.

■最後に，Billroth-Ⅱ法再建の全体の動画を供覧する。

Index

和　文

あ
アーム……20, 24
アーム間距離……15, 21
アンビルフォーク……102, 111

い
胃結腸静脈幹（GCT）……41
胃十二指腸動脈（GDA）……73
胃小孔……111
胃膵ヒダ……19, 67, 72, 82
胃切除予定部位……92
胃大網動静脈……38, 40
胃断端……101
糸……104, 106, 113

え
エネルギーデバイス……6, 27

お
横隔膜右脚……81
横隔膜脚……64, 83, 91
横隔膜左脚……72
横行結腸間膜……33, 35, 39, 40, 107

か
ガーゼ……56, 67
郭清の最低部……87
拡大視……45, 68
下大静脈（IVC）……64, 81
画面4分割法……25
仮閉鎖……103, 113
肝十二指腸間膜……62
干渉……15
干渉予防法……25, 26
関節……26
肝の圧排……16

き
器具……2

共通孔……103, 104, 113
共通孔閉鎖……104, 105, 114

く
空腸……108-110, 112
空腸小孔……110
空腸側吻合予定部位……107
クリップ……8

け
結腸間膜……33, 35, 39, 40, 107
結腸間膜授動……41, 42

こ
後腹膜下筋膜……64
後腹膜切離……64
固有肝動脈（PHA）……62, 73-75, 77-79
転がしガーゼ……67

さ
再建……96
残胃……102, 108, 109, 111, 112, 115

し
軸合わせ……24
軸理論……17-19
止血……5
持針器……7
脂肪織……68, 75
十二指腸球部……54-58
十二指腸球部離断……59
十二指腸断端……98, 102, 104, 106
十二指腸断端の埋没……106
出血……36, 50, 55, 56, 66, 75, 103
小孔……96-100, 108-111
小孔作成……96, 98, 108, 109
小網……57, 62-66
小網切離……62, 63
小弯側郭清……61, 90
小弯側腹側郭清……65, 66
食道裂孔……115

助手………26, 32, 58, 59, 67, 71, 82, 85, 93, 100, 104, 110, 114
自律神経………71
神経転がし………77, 78, 80, 85
神経線維………68, 71, 86

す

膵下縁………39, 41, 67
膵頚部………43
膵転がし………67, 71, 82
膵上縁………43, 68, 69, 71
膵上縁右側郭清………73
膵上縁左側郭清………67
膵前筋膜………41, 42
膵頭部下縁………39
膵被膜………68
ステープラー………9, 10, 99-102, 111, 112, 114
ステープラー挿入………100, 102, 110, 111

せ

生理的癒着………33-35
セッティング（Siの）………15, 19
セッティング（Xiの）………24
セットアップ（Siの）………14
セットアップ（Xiの）………20, 21
切離ライン………91, 92
前上膵十二指腸静脈（ASPDV）………48, 49
前上膵十二指腸動脈（ASPDA）………47, 49-51

そ

総肝動脈（CHA）………69, 73, 74, 77, 78, 80, 82, 85, 86
側側吻合………112

た

ターゲッティングレーザー………23
体位（Siでの）………14
体位（Xiでの）………21
大網………33, 34, 36-39, 41, 54
大網枝………35

大網切離………32-34, 42
大網の側切離………38
大弯側郭清………31
大弯壁………36, 37
短胃動脈（SGA）………35

つ

吊り上げ………115

て

デルタチェック………96
デルタ地帯………44, 45
デルタ吻合………105

と

鈍的剥離………41

な

内腔確認………97, 99, 113
内側アプローチ………45, 70, 83

に

二重処理………53, 76

ね

粘膜の脱落………97, 99

は

バイポーラー………27
剥離………43

ひ

ピオクタニン………92, 107
脾下極………17-19
左胃静脈（LGV）………84
左胃静脈（LGV）切離………84
左胃大網動脈（LGEA）………35, 36
左胃動脈（LGA）………67, 70, 71, 82, 83, 85, 86, 88, 89
左胃動脈（LGA）周囲切開………82
左胃動脈（LGA）神経鞘………88

Index 119

左胃動脈（LGA）切離………89
脾動脈（SPA）………69-71, 82
被膜………64

ふ

副左肝動脈（ALHA）………63
腹膜………64
腹膜切開ライン………81
副右結腸静脈（ARCV）………41
吻合部補強………105
分水嶺………36

ほ

縫合………103, 106, 114
ポート………3
ポート間距離………15
ポート配置（Siの）………15, 16
ポート配置（Xiの）………22

ま

マーキング………92, 107
前凝固………28, 33, 54, 66
マタドール状に展開………38

み

右胃大網静脈（RGEV）………41, 42, 45, 46, 48, 49
右胃大網静脈（RGEV）根部郭清………48
右胃大網動脈（RGEA）………45, 46, 50-53
右胃動脈（RGA）………62, 74-77
右胃動脈（RGA）根部………74, 75
右胃動脈（RGA）周囲脂肪織………57
右胃動脈（RGA）切離………76
ミスファイア………8

め

迷走神経肝枝………63
迷走神経前胃枝………66

も

モノポーラー………27

門脈（PV）………79, 80

ゆ

幽門………54-57
幽門下動脈（IPA）………51, 52
幽門下リンパ節郭清………45
幽門側切除………93
幽門の位置………59
癒着………33, 35, 39
輸入脚………115

よ

用具………2

れ

レイアウト（Siの）………14
レイアウト（Xiの）………21

ろ

ロールイン（Siの）………18
ロールイン（Xiの）………23

欧文

Billroth-I法………96
Billroth-II法………106
Cadiere (forceps)………4, 32, 34
da Vinci Surgical System………14
da Vinciの軸理論………17-19
dissectable layer………69, 71
double bipolar method………27, 29
DVSS………14, 20
EndoWrist stapler………9, 59, 93, 96, 98, 108, 109
Fenestrated (bipolar forceps)………5, 29, 32, 33
Harmonic………27, 33
Linear stapler………59, 93, 100, 104, 110, 114
Long bipolar (grasper)………6, 29
lymphatic chain………86
Maryland (bipolar forceps)………4, 27, 32, 33, 43, 88

Mayo's vein……59
one hand, four fingers theory……15
outermost layer……78
outermost layer（ASPDAの）……47, 49, 50
outermost layer（CHAの）……69, 73, 80, 82
outermost layer（IPAの）……51
outermost layer（LGA-CHA深部の）……86
outermost layer（LGA右側の）……82, 83
outermost layer（PHAの）……77
outermost layer（PHA左側の）……74, 79
outermost layer（RGA-PHAの）……75
outermost layer（RGEA右側神経の）……46, 50
outermost layer（SPAの）……69-71
outermost layer（膵上縁における）……69
patient cart……17, 20, 21, 23
RDG……1, 13
robotic distal gastrectomy……1
roll-up……67
Si……14, 18
sparking thin-bite cutting……28
surgeon console……14, 21, 26
SureForm……10, 59, 93, 96, 98, 102, 108, 109, 112
target anatomy……23, 24
thick-bite coagulation……28, 36, 54, 55, 66, 90
Treiz靭帯……107
Vessel sealer (extend)……6, 27, 33, 41, 42, 46, 49, 50, 66, 76, 79, 87, 88
Xi……20, 21, 23

#6iリンパ節……50
#6vリンパ節……45, 46, 49
#8aリンパ節……73, 78, 80, 81
#9Lリンパ節……70-72
#9Rリンパ節……64, 80, 81, 83, 85-87
#12aリンパ節……78, 79
#16a2-intリンパ節……86

数字・記号

1st-fire……102, 112
#1リンパ節……66, 90, 91
#2リンパ節……91
#3aリンパ節……65, 90, 91
#4sbリンパ節の郭清……32
#5リンパ節……74, 79
#6リンパ節の郭清……38, 55
#6aリンパ節……50

FUJITA'S TEXT 2
ロボット支援下幽門側胃切除D1＋［Web動画付き］
―セットアップの基本から実際の手術手技のコツまで―

定価（本体 10,000 円＋税）

2019年12月5日　第1版第1刷発行

監　修　宇山　一朗（うやま いちろう）

編　著　柴崎　晋（しばさき すすむ）・須田 康一（すだ こういち）
　　　　菊地 健司（きくち けんじ）・中内 雅也（なかうち まさや）

発行者　福村　直樹

発行所　金原出版株式会社
　　　　〒113-0034　東京都文京区湯島2-31-14
　　　　電話　編集　　　　（03）3811-7162
　　　　　　　営業　　　　（03）3811-7184
　　　　FAX　　　　　　　（03）3813-0288
　　　　振替口座　　　　　00120-4-151494
　　　　https://www.kanehara-shuppan.co.jp/

©2019
検印省略
Printed in Japan

ISBN978-4-307-20402-6

印刷・製本／シナノ印刷
装丁・本文デザイン／朝日メディアインターナショナル

JCOPY ＜出版者著作権管理機構 委託出版物＞

本書の無断複製は著作権法上での例外を除き禁じられています．複製される場合は，そのつど事前に，出版者著作権管理機構（電話 03-5244-5088, FAX 03-5244-5089, e-mail : info@jcopy.or.jp）の許諾を得てください．

小社は捺印または貼付紙をもって定価を変更致しません．
乱丁，落丁のものはお買上げ書店または小社にてお取り替え致します．

藤田式！腹腔鏡手術の開拓者らによる洗練された技術体系

FUJITA'S TEXT 1

腹腔鏡下幽門側胃切除

outermost layerに基づくこだわりの手術

[監修] 宇山 一朗　藤田医科大学総合消化器外科 教授
[編著] 石田 善敬／角谷 慎一／柴崎 晋／中内 雅也

腹腔鏡による胃癌手術のパイオニアとして積み上げてきた藤田式の技術。本書では安全で精緻な手術を行うための考え方・手技を公開。Outermost layer（神経外側の層）に基づいた郭清の展開、高い再現性を実現するリニアステイプラーによる体腔内吻合など、術中の各場面におけるこだわりの手技を解説する。場面ごとに作り込まれた正確なイラストが、初学者に把握しづらい構造の理解を助ける。

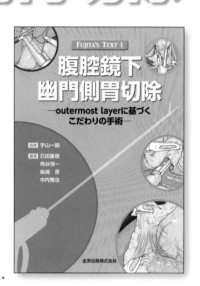

第1章　基本セッティング
- 1-1　ポート配置
- 1-2　使用機材の紹介

第2章　胃大弯側の郭清
- 2-1　#4sb リンパ節の郭清
- 2-2　#6リンパ節郭清前操作
- 2-3　#6リンパ節の郭清
- 2-4　十二指腸の離断

第3章　膵上縁の郭清
- 3-1　肝十二指腸間膜内側の郭清
- 3-2　内側アプローチ・左胃動脈切離
- 3-3　右側#9リンパ節郭清
- 3-4　左側#9リンパ節郭清
- 3-5　胃小弯の郭清

第4章　再建
- 4-1　Billroth-I 法再建
- 4-2　Billroth-II 法再建

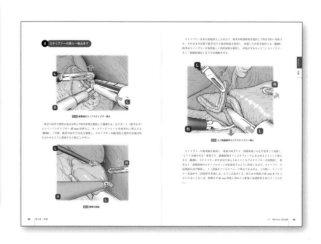

[読者対象] 外科医、消化器外科医

◆A4判　120頁　カラー108図　◆定価（本体10,000円+税）　ISBN978-4-307-20380-7

金原出版　〒113-0034 東京都文京区湯島2-31-14　TEL03-3811-7184（営業部直通）FAX03-3813-0288
本の詳細、ご注文等はこちらから　https://www.kanehara-shuppan.co.jp/